AF253120

SOUVENIRS

D'UN

MAGNÉTISEUR

PAR

R. COMTE DE MARICOURT

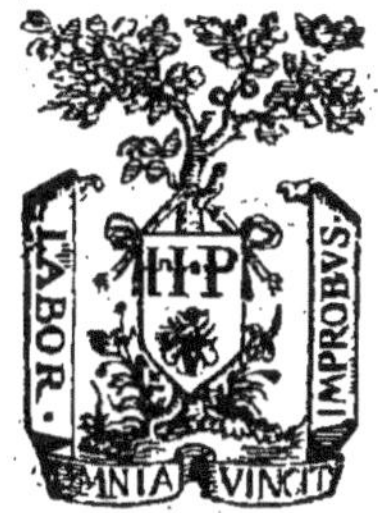

PARIS

LIBRAIRIE PLON

E. PLON, NOURRIT et Cie, IMPRIMEURS-ÉDITEURS

RUE GARANCIÈRE, 10

1884

Tous droits réservés

SOUVENIRS

D'UN

MAGNÉTISEUR

PARIS. TYPOGRAPHIE DE E. PLON, NOURRIT ET Cie, RUE GARANCIÈRE, 8.

SOUVENIRS

D'UN

MAGNÉTISEUR

PAR

R. Comte de MARICOURT

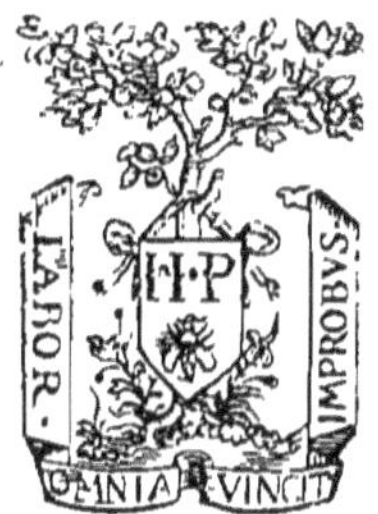

PARIS

LIBRAIRIE PLON

E. PLON, NOURRIT et Cie, IMPRIMEURS-ÉDITEURS

RUE GARANCIÈRE, 10

1884

Tous droits réservés

SOUVENIRS

D'UN

MAGNÉTISEUR

PREMIÈRE PARTIE

A MON AMI EUGÈNE SIMON, ANCIEN CONSUL.

Vous devez vous rappeler que notre professeur M. Doyère parlait assez difficilement; en l'écoutant, on éprouvait l'angoisse sympathique que fait ressentir la vue d'un nageur qui lutte contre le courant.

Bien que pareille proposition semble paradoxale, je dirai que cette difficulté du langage fixait l'attention et forçait la compréhension de l'auditeur. Si le professeur parlait mal, il disait d'une façon saisissante des choses d'un intérêt captivant; on les retenait mieux que s'il eût parlé avec une éloquence facile, majestueuse, soutenue, comme

1

celle, par exemple, d'un autre de nos professeurs, M. L. de Lavergne.

Avec celui-là, on voyait, pour ainsi dire, un fleuve dans sa calme rapidité, roulant, sans accident, des flots harmonieux. Charmés, les sens ne laissaient pas à l'intelligence le loisir de travailler par elle-même.

Vous souvient-il qu'un soir, nous sortions de l'Institut agronomique, à l'issue d'une des leçons les plus intéressantes de M. Doyère, sur le système nerveux?

Tout en récapitulant, discutant, avec l'audacieuse et ignorante intrépidité de notre âge, nous accumulions théories sur théories. On fut amené à prononcer le mot « magnétisme animal ».

Il fut accueilli par des huées et des ricanements. Le courant d'idées régnant dans le monde scientifique excuse la malveillance de l'accueil.

Petits moutons, ou agneaux de Panurge, nous nous croyions obligés de rire quand les maîtres avaient ri.

Quelques années plus tôt, la cause du magnétisme, portée devant le tribunal de la Faculté, quoique soutenue par des médecins comme Husson, Récamier, Guersant et autres, avait été définitivement perdue. Ressusciter cette vieille affaire était une entreprise à la don Quichotte.

N'admettre comme réels et dignes d'examen que

les faits rentrant dans les cas prévus par une formule physico-chimique, telle était la règle inflexi-
ble. Or, les phénomènes bizarres provoqués par le
magnétisme ne rentraient pas dans ce cadre ; il
fallait donc les écarter sans pitié.

Ils pouvaient, sans doute, être vrais, mais ils demeuraient *impossibles*.

Telle est encore, avouons-le, malgré certaines
concessions, la tendance actuelle.

Si restrictive qu'elle soit, il faut s'en féliciter. La
mission de la science est d'observer des faits matériellement saisissables ; ceux qui échappent aux
moyens connus de l'observation directe, glissent
hors du domaine circonscrit où travaille le savant,
pour s'évaporer dans les régions du mystique et
du surnaturel, où celui-ci n'a rien à voir.

Cet exclusivisme enferme l'observateur dans une
prison étroite, close par les murailles du système
régnant.

Considérer celui-ci comme définitif est une illusion qu'explique la vanité humaine. Si l'on vient
à se figer dans cette illusion, on oppose à tout progrès une infranchissable barrière.

La science est une bâtisse sans cesse en démo-
litions et reconstructions partielles.

— Elle marche, disent ses adeptes.

Eh! sans doute, elle marche ; aussi ne faudrait-il pas l'entraver avec toutes ces ligatures compliquées, que l'on appelle doctrines, systèmes et hypothèses, auxquels malheureusement on donne force de loi.

Oui, elle marche, mais comme les crabes, de droite, de gauche, se heurtant aux contradictions à tout bout de champ. Elle marche, tâtonnant, trébuchant, par oscillations, avec élans brusques et reculs soudains, en décrivant toutes les lignes qui ne sont pas la droite, des festons, des méandres, zigzags contre zigzagués, enfin les dessins ornementaux de l'architecture romane. Elle marche, mais comme les pèlerins du moyen âge, en route pour Jérusalem, avec trois pas en avant, un et demi en arrière. Honneur donc aux savants, surtout aux médecins des hôpitaux qui ont eu l'insigne courage de dire au public :

« La Faculté a mal jugé. Les faits constatés par plusieurs de ses membres les plus illustres, il y a un demi-siècle, sont des *faits réels*. Nous en cherchons l'explication dans l'étude du système nerveux considéré physiologiquement et pathologiquement. »

Ceci est un progrès immense. Nous n'en demandons pas davantage; nous n'en espérions pas tant.

Et maintenant, cher et ancien camarade, nous reprendrons la conversation au point où nous l'avions laissée, il y a juste trente-deux ans, à Versailles.

Depuis lors, de nombreuses expériences et beaucoup de réflexions m'ont amené à formuler certaines idées que je vous soumettrai.

Lorsque je vous ai annoncé l'intention d'écrire quelques pages sur le magnétisme, vous m'avez répondu :

Paris, 5 février.

. . . .

Je pensais vous écrire au sujet du magnétisme animal. Je vous applaudis des deux mains. Je suis d'avis, depuis longtemps, que là on trouvera la clef de bien de choses qui nous embarrassent. Je ne suis pas préparé à vous répondre aujourd'hui, car c'est un sujet vaste et délicat. J'y pense beaucoup. Je veux cependant appeler vos méditations sur l'idée chinoise d'après laquelle l'homme, l'esprit-humanité, le Verbe étant le second terme de la Trinité, serait immanent dans toute la création, comme la Trinité elle-même. Dans cette conception, l'esprit humain, unique dans tous les êtres, serait éternellement en rapport avec lui-même et dans toutes ses parties. Nos corps seuls, à cause de la faiblesse et de la défectuosité de nos organes et de la matière dont ils sont composés, mettraient obstacle à cette incessante communication, ou du moins s'opposeraient à ce que nous en ayons l'idée, la conscience. Mais cet obstacle peut s'affaiblir et même disparaître jusqu'à un certain point, dans l'état du sommeil ou dans certaines maladies???

Du reste, j'espère que je pourrai, d'ici à quelques jours, vous dire plus complétement ce que je pense au sujet du magnétisme. . . . .

De la théorie chinoise (qui n'est pas exclusivement chinoise), nous reparlerons quand je serai amené, ce qui est fatal et nécessaire, à dire un mot des phénomènes appelés *spiritiques.*

En attendant, je vois avec plaisir que vous croyez à ce principe indépendant de la matière que les philosophes désignent sous le nom d'*âme.* Il m'est difficile de ne pas admettre l'individualité des âmes, car, croyant au libre arbitre, j'en ai besoin pour comprendre la responsabilité, autre croyance à laquelle je suis attaché. Veuillez observer qu'ici, raisonnant aussi philosophiquement et scientifiquement que possible, je ne fais pas intervenir les dogmes; toute profession de foi religieuse entraverait le raisonnement. Je crois, dans la discussion, non à des vérités imposées et indiscutables, mais à ce qui me semble être la vérité prouvée par des faits.

Orthodoxe, si j'émettais par hasard quelque

hérésie, je pourrais paraphraser le vers de Soumet dans sa *Divine Épopée* :

> La lyre peut chanter tout ce que l'âme rêve,

et je dirais :

> La plume peut noter ce que l'esprit conçoit.

Cette précaution prise, nous aurons une grande liberté d'allures.

Dégagés, *provisoirement* et par hypothèse, de toute entrave, nous commencerons nos investigations.

J'ai parlé du magnétisme à un autre de mes amis, qui, docteur en médecine, m'a, en résumé, dit à peu près :

« 1° Je ne sais si le magnétisme peut être employé comme agent thérapeutique ou comme adjuvant en médecine.

« 2° Je ne nie pas certains faits anormaux, qui sont dus à la pathologie du système nerveux.

« 3° Voulant être plus amplement informé, je vous ai demandé quels ouvrages il faudrait lire. Vous m'en avez indiqué plusieurs, entre autres ceux de M. du Potet, ce qui m'enlève toute confiance. C'était un charlatan ignorant, qui a fait école jadis ; il est jugé et condamné.

« 4° Allez écouter M. Charcot à la Salpétrière, ou procurez-vous ses leçons. Vous serez pleinement édifié sur le sujet dont vous me parlez. »

Je ne réponds rien aux deux premiers articles; les réponses seront surabondantes dans le cours du livre. Quant à la troisième, vous y voyez ce détestable esprit du parti pris qui refuse tout examen.

Pour le quatrième, je dis qu'ayant, il y a long-temps, il est vrai, mais beaucoup fréquenté la Salpétrière, avec des amis médecins ou étudiants en médecine, je crois avoir vu à peu près tous les phénomènes qu'analyse M. le professeur Charcot. Je ne pense pas que la nature en ait inventé de nouveaux; les anciens se produisent, souvent *à volonté,* partout ailleurs qu'à la Salpétrière. Je me suis procuré le compte rendu de plusieurs leçons du savant professeur : j'ai lu aussi beaucoup d'écrits dus à MM. les docteurs Legrand du Saulle, Richet, Ball, etc., dans lesquels les faits dits magnétiques se trouvent plus ou moins traités. Enfin, j'ai lu ce que nombre d'auteurs, parlant *ex professo* du magnétisme, ont pu écrire. Arrivé au point où j'en suis, mon cerveau est une bibliothèque en désordre dont je veux égarer la clef; je ferme tous les livres, anciens ou modernes, pour me recueillir dans le souvenir des faits exclusivement personnels; j'en raconterai quelques-uns, et l'on verra, d'après les conséquences à en tirer, comment ils peuvent, ou non, s'adapter à telle ou telle théorie.

Du naufrage momentané des ouvrages magnétiques, je ne retire, comme épave, qu'un tout petit volume recommandé par la *Revue scientifique*. C'est : *le Sommeil normal et le sommeil pathologique, magnétisme animal, hypnotisme, névrose, hystérie,* par Émile Yung, docteur ès sciences à l'Université de Genève.

L'auteur nous paraît avoir parfaitement résumé l'opinion courante de la science moderne sur les phénomènes qui nous occupent. Il admet la réalité de plusieurs d'entre eux et les explique d'une manière souvent satisfaisante.

Dans certains cas, il donne une solution exacte, quoique incomplète; il est impossible de relever dans son livre une *erreur absolue,* mais parfois il s'approche de la vérité, en la côtoyant avec un parallélisme inquiétant; ce qui veut dire qu'il nous semble être à côté de la question.

Nous prendrons seulement l'ouvrage de M. Yung comme prétexte à discussion, en le suivant, et en faisant un examen critique des faits et de leurs conséquences. Agir autrement, puiser dans tous les ouvrages relatifs au magnétisme, nous exposerait à un double inconvénient, celui de nous noyer dans des détails à perte de vue, ou celui de multiplier les citations, au point de substituer les ciseaux à la plume, couper les textes et les coller à la suite les uns des autres, travail de tailleur et de savetier, non d'écrivain.

« Comment, dira-t-on, entreprenez-vous l'examen critique de l'ouvrage d'un docteur ès sciences de Genève, de Genève, où les études universitaires sont particulièrement solides? Vous avez donc un criterium infaillible? »

Le plus ignare des rustres peut dire au plus éminent professeur de physique : « Vous allez tomber de cheval. » Il ne lui expliquera pas comment et pourquoi le centre de gravité se déplace d'une façon dangereuse. Il le voit, et cela suffit. Voilà ma justification.

CHAPITRE PREMIER

PROPOSITIONS ET CONTRE-PROPOSITIONS.

Le système de M. Yung, sur les détails duquel nous reviendrons, le cas échéant, est parfaitement résumé dans les conclusions que nous transcrivons ici. Auparavant, nous nous permettons une observation sur le titre même de l'ouvrage. *Sommeil normal,* opposé à : *Sommeil pathologique,* contient une affirmation dont nous ne pouvons admettre la vérité absolue. Les faits de lucidité observés chez les somnambules ne sont pas le résultat nécessaire d'un état pathologique du cerveau ou de toute autre partie du système nerveux. Cet état pathologique n'est qu'une condition favorable à l'éclosion de pareils faits ; en outre, dans beaucoup de cas, le sommeil dit magnétique n'a, physiologiquement parlant, aucune analogie avec le sommeil normal ; il lui est même diamétralement opposé.

Il faudrait, avant tout, bien savoir de quoi l'on parle, sur quel terrain l'on marche.

Qu'est-ce que le magnétisme animal? Est-ce le

fluide universel, plus ou moins mystérieux, de Mesmer? Est-ce l'ensemble de phénomènes bizarres que les physiologistes cherchent à expliquer en étudiant les altérations des cellules cérébrales?

En somme, nous n'avons aucune définition satisfaisante. Si nous repoussons, comme trop mystique, le fluide mesmérien ; comme beaucoup trop vagues, « les altérations *mal définies* des cellules cérébrales, un *état spécial* du système nerveux, une *prédisposition simple, quelquefois latente,* des altérations variées connues en médecine sous le nom de *névroses,* névropathies, etc., etc. » , il ne nous reste pas grand'chose.

Nous préférons dire : « On désigne sous le nom fort impropre de *magnétisme animal* la cause parfaitement *inconnue* par tous, savants ou profanes, d'un certain nombre de phénomènes bizarres, mal expliqués jusqu'à présent, phénomènes multiples, parmi lesquels le somnambulisme lucide est le plus saillant, et qui se manifestent au moyen du système nerveux, phénomènes enfin que ne *produit* pas, mais que *facilite* l'état pathologique dudit système nerveux. » Si nous disons « une cause inconnue », nous n'offensons personne. Que savons-nous, en effet, sur l'essence des choses dont nous connaissons les accidents et les propriétés? Qui nous donnera une définition de la chaleur, de l'électricité, de la lumière et autres? Les causes premières, ou lointaines, se dérobant à nos moyens d'investigation, on ne peut que les supposer. De là, des hypothèses qui ne seront jamais vérifiables. Le savant doit se rabattre sur les causes secondaires, ou prochaines, auxquelles sont dus les phénomènes observés. C'est par l'observation qu'il remonte à ces causes pour obtenir le *comment*, mais jamais le *pourquoi* du fait. Pour l'école mesmérienne, la cause prochaine des faits magnétiques était une sorte de fluide universel, dont le magnétiseur s'appropriait une grosse part, pour la déverser sur les sujets à expérimentation.

Selon les physiologistes modernes, nous ne devons pas chercher hors de nous ce qui est en nous-mêmes. D'après eux, c'est dans le système nerveux que l'on doit trouver le *comment* des faits magnétiques.

Il nous semble que, jusqu'à présent, leurs démonstrations insuffisantes n'expliquent pas la totalité des faits en question, les données physiologiques étant incomplètes. Pour nous, le système nerveux n'est pas la cause, mais le véhicule de l'action magnétique.

Il fournit le milieu favorable à son expansion.

Le mot *magnétisme* nous déplaît, mais comment le remplacer? Lui laisserons-nous celui de *mesmérisme*, du nom de son vulgarisateur?

C'est par analogie avec le magnétisme terrestre

que le mot magnétisme animal a été inventé ; pareille analogie se retrouverait avec l'électricité et la chaleur, puisque le fluide magnétique se comporte comme celles-ci et peut se substituer à elles.

Je viens d'écrire encore un mot profondément déplaisant, car il semble préjuger une question débattue. Si malvenu et honni qu'il soit par la science, il faut bien le conserver, puisque le langage usuel lui a donné une sorte de consécration.

Comme il doit se représenter ici presque aussi souvent que les tasses de thé dans les romans anglais, il faut bien s'expliquer. Physiciens, anatomistes, chimistes des âges précédents, n'ayant pas les ressources qui permettent à leurs successeurs de pousser l'analyse fort loin, procédaient un peu trop par *à priori*, en bâtissant des théories générales où les fluides jouaient un grand rôle. Fluide électrique, fluide nerveux, etc. Or, disons-nous, l'action magnétique se comporte comme l'électricité, le magnétisme terrestre, la lumière, la chaleur, etc., dans quelques-unes de ses manifestations.

Les somnambules vous disent : « Je me sens attiré ; je vois des étincelles au bout de vos doigts, je sens un courant chaud ou froid. »

De là, l'idée simple et naturelle de rapporter ces impressions à un fluide, la théorie fluidique étant restée à l'ordre du jour, au moins dans les expressions vulgaires. Comment se faire comprendre sans employer une périphrase comme celle de « *force* inhérente à notre organisation, mais mal connue », ou de « *agent* mystérieux », etc. ?

Pour être compréhensible, nous continuerons à dire « magnétisme animal » et « fluide magnétique », en espérant que les physiologistes bien renseignés trouveront des mots plus adaptés aux faits, dont ils indiqueront la vraie nature.

Ces préliminaires posés, voyons les conclusions de l'auteur :

1° « Nous ne connaissons les phénomènes du monde extérieur dans lequel nous vivons, que par l'intermédiaire de *nos organes des sens* qui les recueillent et les transmettent à notre conscience, dont le siége est le cerveau, organe de notre vie psychique. »

Pardon, exceptionnellement, très - exceptionnellement, on peut connaître les phénomènes du monde extérieur sans l'intermédiaire des organes des sens. Des personnes dans l'état de somnambulisme lucide, naturel ou provoqué, dans l'état de délire causé par une grave maladie, ont *vu* des événements qui se passaient à une très-grande distance de l'endroit où elles se trouvaient.

Dans les mêmes conditions, d'autres personnes voient à travers les pages d'un livre fermé ou à travers des murailles, et à travers n'importe quel obstacle.

Enfin, des personnes *voient* la pensée d'autres personnes.

Dans ces différentes visions, il est certain que les organes de la vue ne peuvent jouer aucun rôle efficace.

Je sais que l'on attribue ces derniers phénomènes au charlatanisme ou à l'imagination. Je ne discute pas encore ; je constate, et je prouverai mes assertions à l'aide de plusieurs exemples.

2° « En dehors du phénomène de la conscience, toutes les sensations sont réductibles à des mouvements vibratoires, qui se transmettent de proche en proche, à travers les nerfs, jusqu'aux centres nerveux cellulaires, le cerveau et la moelle épinière. »

3° « Les impressions sensitives qui ne sont transmises qu'à la moelle épinière demeurent inaperçues de notre conscience. Elles n'en provoquent pas moins des mouvements de différentes parties du corps, mais ces mouvements s'effectuent inconsciemment sans le concours de notre volonté ; on les nomme en physiologie les *mouvements réflexes*. »

Il y a un tiers de siècle que l'on nous a fait martyriser des grenouilles et autres bêtes pour nous enseigner le fonctionnement du système nerveux, tel qu'on le comprenait alors.

On ne dit plus « fluide nerveux », mais « agent

nerveux ». Les nerfs ne sont plus des canaux charriant une sensation au cerveau ou un ordre aux muscles. Ces opérations se font au moyen d'une sorte de mouvement vermiculaire de proche en proche le long des cellules. Nerfs centripètes, centrifuges, neutres, pouvoir réflexe des ganglions, grand sympathique présidant, avec le pneumogastrique, aux fonctions des principaux viscères, etc. On a poussé l'analyse plus loin que jadis; mais le mécanisme principal est le même. Nous éviterons autant que possible les termes trop techniques pour nous occuper de l'action du magnétisme sur l'appareil en général.

Comparons le système à une fabrique. On voit un arbre de couche qui, mû par une grande roue, au moyen d'engrenages variés, de courroies de transmissions, etc., arrive, dans l'infini du mouvement modifié, à subdiviser de mille façons diverses son action, pour produire des résultats multiples. Or, quel est le moteur de la roue portant l'arbre de couche? Un cours d'eau, souvent dérobé à la vue du visiteur par une muraille.

En face du mécanisme ingénieux et compliqué que nous présente le système nerveux dans son fonctionnement, nous pouvons demander, je ne dis pas encore le *mécanicien*, mais le moteur, ou, dans l'espèce, le cours d'eau qui fait tourner la roue et qu'une muraille nous cache.

Si j'osais dévoiler toute ma pensée (ce n'est ici qu'une simple hypothèse sans la moindre prétention scientifique), je dirais que ce moteur est le grand agent inconnu, jadis appelé *fluide magnétique*, sans lequel le système nerveux serait une fabrique dont les ouvriers sont en chômage.

Des faits, des faits nombreux indiquant les influences variées, les résultats multiformes du magnétisme agissant sur le système nerveux, rendent cette idée moins déraisonnable qu'on ne le croirait à première vue. Chemin faisant, nous aurons à citer des exemples à l'appui de notre thèse. Je dirai même que le physiologiste exercé pourrait, par le simple magnétisme, expérimenter comme il le fait dans son laboratoire, à l'aide d'instruments et avec le secours des courants d'induction et des décharges électriques.

Nous n'osons pas encore aller plus loin.

4° « De même qu'une sensation réelle peut avoir lieu sans que nous en ayons conscience, nous pouvons, dans certains cas, avoir conscience de sensations qui n'ont aucune réalité extérieure. Ces sensations, qui ne sont pas provoquées par un objet externe, constituent les hallucinations qui, chez les personnes dont le jugement n'est pas sain, sont interprétées à tort comme des réalités. »

5° « Tous les organes des sens sont sujets à de pareilles hallucinations. »

Vérités incontestables! Le magnétisme dirigé ou non (nous verrons que le magnétiseur n'est pas toujours maître de son action) peut provoquer des hallucinations de tous les genres; mais il peut, de même, rectifier le jugement des hallucinés.

6° « Nous trouvons dans quelques états particuliers du cerveau, dans celui d'anémie, dû au sommeil normal, dans celui d'altération physique qui paralyse un certain nombre de nos facultés intellectuelles, la condition d'existence des rêves, des phénomènes du somnambulisme et de ses variétés, de l'hystérie et de ses complications. »

Ces conditions sont certainement favorables à l'exercice de la faculté magnétique; elles sont loin d'être indispensables, car l'homme sain et vigoureux peut être magnétisé. Il présentera plus rarement, sans doute, les phénomènes du somnambulisme lucide; mais c'est à tort que l'on confond ces deux choses, le somnambulisme lucide n'étant qu'un des cas incidents, et *fort rares*, du magnétisme proprement dit.

7° « Les hallucinations peuvent être provoquées chez l'homme sain et éveillé en frappant son imagination, en sollicitant son attention, ou en entraînant par d'habiles discours la persuasion de sensations imaginaires. »

Ceci est tellement vrai qu'on pourrait presque considérer cette proposition comme une naïveté.

En outre, il ne s'agit plus de magnétisme. Celui-ci agit sur des gens éveillés, à leur insu, de façon que l'imagination est hors de cause. Tel est le cas lorsque le sujet est influencé par le contact d'un objet magnétisé sans qu'il en ait été averti. Ici se place la magnétisation par ricochet, à distance, et pendant le sommeil normal.

8° « Le fait même que nos organes des sens sont exposés à des erreurs faciles doit nous rendre extrémement sévères dans l'appréciation de leurs témoignages. »

Cette règle est excellente. Il ne faut jamais la perdre de vue. En se défiant de sa propre imagination, tenir celle du sujet comme suspecte, et toujours vérifier, à tête reposée, l'exactitude des faits.

9° « Les hallucinations provoquées sont obtenues avec une grande facilité chez les personnes plongées dans le sommeil pathologique, conséquence de certaines pratiques déterminables et d'un état névrotique spécial. »

10° « Le sommeil pathologique est précédé ou accompagné de modifications dans l'innervation qui conduisent à la catalepsie, à l'hyperexcitabilité névro-musculaire, à l'anesthésie, etc. »

Tout cela est rigoureusement vrai. Tels sont, en effet, les phénomènes variés obtenus par la magnétisation. Donc, le magnétisme est une réalité. Il ne peut se produire qu'en modifiant l'innerva-

tion, puisqu'il n'agit que par le système nerveux.
Nous sommes tout à fait d'accord. Mais ne produit-il
que des hallucinations? Nous sommes convaincu
du contraire, et nous le prouverons.

11° « Il est obtenu chez les personnes prédispo-
sées, à la suite de pratiques diverses, connues sous
le nom de passes magnétiques, d'hypnotisme,
d'impressions physiques, telles que la musique, le
tonnerre, etc., etc., ou impressions morales,
frayeur, chagrins, etc., etc. »

L'exactitude de cette onzième proposition con-
firme notre manière de voir. Nous croyons que
passes magnétiques, fixité du regard, hypnotisation, sons monotones et soutenus, ou sons intenses
et rapides, etc., etc., ne doivent être que des
moyens divers, multiformes, par lesquels l'*agent
inconnu* influence le système nerveux. On croit
avoir fait un grand progrès en trouvant que fixer
un objet brillant provoquait la catalepsie; on a
inventé le mot *hypnotisme* ou *braidisme*, pour l'opposer à *magnétisme animal*. C'est une seule et
même chose. Je suis étonné que des hommes de
science, étudiant la chimie organique et sachant
qu'un très-petit nombre d'éléments simples fournit
des myriades de propriétés et d'aspects divers, ne
rapportent pas à des causes secondaires en petit
nombre les phénomènes si variés qu'ils soient.

12° « Les phénomènes qui l'accompagnent (il

s'agit toujours du sommeil pathologique, mot dont nous ne pouvons admettre l'exàctitude absolue, car l'auteur restreint le cadre des observations, et, comme nous l'avons dit, il tranche *ex abrupto* la question)... et qui sont exhibés devant le grand public, doivent être soumis au crible d'une critique sévère, afin d'en éliminer ceux qui sont dus à la supercherie, à la ruse, à la simulation. »

On ne saurait être assez rigoureux dans cet examen ; pour éviter toute cause d'erreur, il faut ne jamais observer que dans un très-petit cercle, ne prendre comme sujets que des personnes connues, qui ne font pas *métier* de magnétiseurs ou somnambules, et, autant que possible, agir sans leur participation. Les charlatans n'exerçant pas le « magnétisme », mais la jonglerie, nous les renvoyons aux foires et ne nous occupons pas d'eux.

13° « Dans l'état actuel de nos connaissances positives, il n'est pas nécessaire, pour expliquer les phénomènes dits magnétiques, de recourir, avec Mesmer et ses successeurs, à l'hypothèse d'un fluide doué de propriétés merveilleuses. »

En effet, nous proscrivons le merveilleux comme antiscientifique, ne considérant la merveille que comme l'aveu de notre ignorance, et le surnaturel que comme relatif, l'infériorité de notre organisation d'une part, celui de nos connaissances de l'autre, nous empêchant de comprendre l'universalité des choses. Tant que la nature ne nous aura pas livré la totalité de ses secrets, certains faits inexplicables passeront pour merveilleux, tout en étant la conséquence logique des prémisses que nous ignorons. Les connaissances positives modernes donnent-elles une explication plus satisfaisante? S'il est inutile de recourir au prétendu fluide mesmérien pour comprendre le magnétisme, c'est que l'on nous promet implicitement une démonstration scientifique et rationnelle. Où la trouvons-nous? On se borne à nous dire : « Des gens prédisposés par *certaines* pratiques se trouvent dans un état particulier du système nerveux qui développe *certains* phénomènes anormaux. »

N'est-ce pas un cercle vicieux?

L'explication mesmérienne étant mauvaise, quelle est la vôtre? Je n'en vois pas. Vous constatez des faits qui le sont depuis plus de cent ans. Vous avez détruit une hypothèse sans boucher le trou que vous faites. En quoi sommes-nous plus avancés?

14° « La cause essentielle de ces phénomènes ne réside pas dans le magnétiseur, mais dans le magnétisé et dans un état *névrotique particulier* à ce dernier. »

Comme dans presque toutes les affirmations de l'auteur, il y a ici à prendre et à laisser.

Les magnétiseurs du siècle passé se trompaient

certainement, en attribuant à leur propre pouvoir les résultats obtenus. Cette puissance dont ils se croyaient dépositaires n'était pas inhérente à eux-mêmes, pas plus, quoi qu'en disent l'abbé Faria et M. Yung, qui adopte sa manière de voir, qu'elle n'est inhérente au sujet magnétisé. Il faut bien remonter aux lois immuables de la nature. D'après celles-ci, les phénomènes se produisent dans des conditions voulues ; l'homme n'intervient qu'en faisant naître les conditions *déterminantes* du phénomène. Or, l'homme ne crée pas ; dans la nature, rien ne se perd comme forces ou comme matière ; il n'y a que des transformations de forces, des transformations de matière.

Le chimiste et le physicien savent que deux gaz, soit un volume d'oxygène contre deux d'hydrogène, mis en présence et traversés par une étincelle électrique, se transforment eu eau. Ils produisent donc de l'eau à volonté, mais ils n'ont pas *fait* de l'eau ; ils n'ont que favorisé les moyens d'en produire par la transformation des gaz.

En refroidissant un corps liquide, ils ne composent pas des cristaux ; ils ont amené les conditions voulues pour que la cristallisation se produisît.

Niera-t-on pour cela l'action humaine? En matière magnétique, l'homme agit comme le physicien ou le chimiste dont l'intervention a déterminé la formation de l'eau ou des cristaux avec les matières préexistantes.

Parfois, il agit inconsciemment, détermine des résultats imprévus et s'expose à commettre les plus cruelles et dangereuses balourdises. Dire que la cause du phénomène magnétique réside dans un état *névrotique particulier* du magnétisé, est affirmer une grande vérité ; dire ensuite que le magnétisme faisant naître cet état, *condition déterminante* du phénomène, ne sert à rien, c'est affirmer une contre-vérité et une singulière contradiction.

Elle m'étonne, je l'avoue, de la part de l'auteur, qui dit avoir lui-même souvent exercé la magnétisation.

Vous magnétisez avec les passes, ou le regard ou l'hypnotisation ; les procédés importent peu. Toujours est-il que si vous provoquez un résultat, vous avez amené le sujet au point voulu par la nature pour la détermination de la crise. Si vous êtes exercé dans la pratique, vous aurez déterminé cette crise sciemment, sinon vous aurez agi à l'aveugle. Qu'un homme très-adroit tire un coup de pistolet ; qu'un singe en fasse autant ; l'un et l'autre, en appuyant le doigt sur la gâchette, ont déterminé fatalement l'inflammation nécessaire de la poudre.

La puissance d'expansion de la poudre enflammée ne réside ni dans l'homme ni dans le singe. Il en est de même pour le magnétisme.

15° et dernière proposition :

« La science positive ne nie en aucune manière l'existence possible dans l'univers de FORCES ENCORE INCONNUES ; mais elle ne peut spéculer que sur celles qui ont été dûment constatées. Sans doute, le champ de l'inconnu est immense, et nous devons aspirer à de nouvelles conquêtes par un travail sérieux et méthodique, éloignant de nous toutes les causes d'erreur dues à une imagination malade ou à des intérêts extrascientifiques. »

Bravo ! il est impossible de mieux dire. Cet aveu dépouillé d'artifice est un titre de gloire pour le savant qui l'a formulé si nettement.

Nous allons donc, en le sortant du cachot et des ténèbres officielles où il était détenu de par les Académies routinières, remettre au grand jour tout un peuple d'idées et de faits dont l'importance est vitale.

Avouer que l'on ne sait pas tout est une cruelle épreuve pour l'homme de science ; mais il faut avoir le courage de son opinion jusqu'au bout. La science positive, dit-on, ne peut spéculer que sur des forces connues. Dites-moi donc si les alchimistes du moyen âge ne faisaient pas, en paraissant s'adonner aux rêveries des sciences occultes, de la science parfaitement positive, qui s'appelle

maintenant la physique, la chimie, la météoro-
logie, etc.

Que veut dire *positif?* Tout ce qui peut se peser,
se mesurer, se voir, se disséquer. Dans la nature
donc, ce qui ne tombe pas sous l'action de la ba-
lance, du compas, du microscope ou du scalpel,
sera considéré comme d'intérêt extrascientifique.

Les savants se font tort à eux-mêmes ; ils méconnaissent l'esprit humain, qui, malgré ses cons-
tants échecs, veut remonter aussi haut que possible sur l'échelle des causes. Ils méconnaissent
l'étendue et les ressources de la nature. Qui nous
dit que le mystérieux d'aujourd'hui ne sera pas le
positif de demain?

Est-il donc extrascientifique de pénétrer cet
inconnu des forces dont vous constatez l'existence? De vous approprier, enfin, cet agent, encore
impénétrable, auquel la médecine devrait de si
grandes conquêtes? De vous l'approprier comme
la vapeur, l'électricité, que nous avons conquises,
domptées et disciplinées pour notre usage quoti-
dien, et qui sont devenues indispensables dans la
pratique des mœurs sociales?

L'inconvénient de cette tendance, exclusivement
positiviste, est grave. Nous en avons un exemple
sous les yeux. L'auteur, ne voulant pas sortir de ce
domaine d'observations matérielles, où les savants
s'enferment trop modestement, repousse ou né-

glige plusieurs faits capitaux dans les faits du magnétisme. Ce sont : la vue à distance, la pénétration de la pensée et la prévision.

Or, ces faits, inexplicables dans l'état actuel de la science positive, nous ouvrent d'immenses horizons. Les faits singuliers, dit l'auteur, sont dus à un état particulier, à une névrose, etc. Ce ne sont là, en définitive, que des mots vagues et sans portée.

De deux choses l'une : ou les phénomènes magnétiques ont leur cause dans le système nerveux, ou bien cette cause se trouve ailleurs.

Si vous avez poussé jusqu'aux extrémes limites l'étude de ce système, anatomiquement, physiologiquement et pathologiquement, et que rien ne vous y explique les phénomènes précités, il faut, cherchant ailleurs, dire franchement : L'état particulier du système nerveux n'est pas une *cause;* c'est un *moyen.*

Sinon, admettez que vous ne possédez sur notre organisation que des notions limitées et incertaines.

Dès lors, ne traitez pas d'extrascientifiques les recherches en dehors d'un terrain qui ne vous livre pas ses trésors.

Je vous reprocherai aussi d'empiéter sur le domaine du psychologue, en invoquant l'imagination comme cause d'erreur. Qu'est-ce que l'imagination ? Une faculté du *moi*. Comment peut-elle agir sur la matière? Il faudrait nous montrer ce mécanisme. Quelles sont les cellules nerveuses qui entrent en vibration? le long de quels nerfs, pour aboutir à quels centres nerveux en produisant les illusions imaginatives? Si vous ne le dites pas, vous retombez dans les spéculations hypothétiques de l'*à priori,* condamnées chez les autres, comme extra-scientifiques.

Un essai de ce genre a été fait par le docteur Luys dans le *Cerveau et ses fonctions*. Il y analyse les procédés mécaniques au moyen desquels se produisent les différentes opérations psychiques. Leur genèse, annoncée par l'auteur, manque de clarté. Le tout est complétement, quoique fort ingénieusement, hypothétique. On y parle à chaque instant des merveilleuses propriétés des cellules, des forces mystérieuses inhérentes aux fibres constituant tel ou tel tissu, etc. Or, les mots *merveilleux* et *mystérieux* doivent être bannis de tout ouvrage qui a des prétentions à la science *positive*.

CHAPITRE II

Nous pensons que toute recherche entreprise pour arracher au vrai, absolu et inconnaissable, quelques lambeaux relatifs, mais utiles, de cette vérité, est une œuvre méritoire, digne d'encouragement, quand elle ne serait pas dirigée par l'exclusivisme dogmatique de la science à l'ordre du jour. On a beaucoup fait en proclamant réels des faits systématiquement niés pendant longtemps. Que l'on fasse mieux encore, en reconnaissant la vérité de *tous* ces faits, quand même on ne saurait encore les comprendre et les expliquer.

En 1831, des médecins de grand mérite ont eu la hardiesse d'affirmer ce qu'ils voyaient.

C'était, à leur époque, un acte héroïque, tant l'idée de système, aveuglant les meilleurs esprits, avait déchaîné d'hostilités dans les hautes régions de la science officielle.

Voici quelques-uns des faits qui ne sauraient rentrer dans les conclusions formulées par M. Yung.

Extrait du rapport de M. Husson, signé Boudois de la Motte, Fouquier. Guéneau de Mussy, Guersant, Itard, J. J. Leroux, Marc, Thillaye ; Husson, *rapporteur*.

(MM. Double et Magendie, n'ayant pas assisté aux expériences, n'ont point signé le rapport.)

.....10° « L'existence d'un caractère unique, propre à faire reconnaître, dans tous les cas, la réalité d'un état de somnambulisme, n'a pas été constatée. »

11° « Cependant, on peut conclure avec certitude que cet état existe, quand il donne lieu au développement de facultés nouvelles qui ont été désignées sous les noms de *clairvoyance, d'intuition,* de *prévision intérieure,* ou qu'il produit de grands changements dans l'état physiologique, comme l'insensibilité..., etc. » Je ne copie pas la fin du paragraphe, car les changements dont on y parle peuvent maintenant s'expliquer sans magnétisme ; je n'en retiens que *clairvoyance* et *prévision,* pour les opposer aux *hallucinations* de M. Yung.

15° « .....Dans ce cas (celui où le magnétiseur a souvent expérimenté sur un sujet), on peut nonseulement agir sur le magnétisé, mais encore le mettre complétement en somnambulisme et l'en faire sortir *à son insu,* hors de sa vue, à une certaine distance et au travers de portes fermées. »

J'oppose encore cette proposition à celles que M. Yung formule dans ses articles 7, 8, 9, etc.

Rappelons-nous que les conditions où étaient placés les observateurs de jadis doivent leur assurer notre confiance. Il a bien fallu qu'eux-mêmes fussent obligés, malgré leurs répugnances d'école, de se rendre à l'évidence des faits.

25° « ...Nous avons rencontré chez deux somnambules la faculté de prévoir les actes de l'organisme plus ou moins compliqués. L'un d'eux a annoncé plusieurs jours, plusieurs mois à l'avance, l'heure et la minute du retour d'accès épileptiques ; l'autre a indiqué l'époque de sa guérison. Leurs prévisions se sont réalisées avec une exactitude remarquable. Elles ne nous ont paru s'appliquer qu'à des actes ou des lésions de leur organisme. »

26° « Nous n'avons rencontré qu'une seule somnambule qui ait indiqué les symptômes de la maladie de trois personnes avec lesquelles on l'avait mise en rapport. Nous avons cependant fait des recherches sur un assez grand nombre. »

La prévision nette du magnétisé ou du somnambule naturel est rare. Il faut toujours se méfier de la tendance qu'ils ont à prédire l'avenir. Nous en dirons autant du somnambulisme provoqué, qui procure une lucidité *absolue* et *constante* au sujet. Voilà pourquoi les personnes qui, quotidiennement et toute la journée, donnent des consultations *payées,* doivent nous inspirer une extrème prudence.

La rareté d'un fait n'empêche pas celui-ci d'exister. Pour ne pas l'avoir vu se produire constamment, on n'est pas autorisé à en décréter l'impossibilité. Nous dirons dans notre système : Clairvoyance et prévision sont des phénomènes qui se manifestent avec le concours de conditions difficiles à réaliser.

C'est la nature de ces conditions que la science doit rechercher.

Avant de terminer ce chapitre consacré aux généralités, je hasarderai un mot sur la marche de l'esprit dans l'ordre philosophico-scientifique.

Tout d'abord, l'enfant, et par conséquent l'homme peu exercé à réfléchir, adopte le sentiment qui amène la croyance, sans contrôle, à des principes présentés sous forme axiomatique.

C'est la foi dans sa naïveté, d'où résultent les systèmes *à priori,* fondés sur des intuitions vagues, des idées préconçues.

Plus tard, le raisonnement, le besoin de logique le poussent à chercher le pourquoi et le comment des choses. C'est l'interrogation philosophique.

Enfin, arrive pour l'esprit la nécessité de l'expérience, qui, après vérification des faits, remonte au raisonnement, répondant lui-même au doute philosophique par des systèmes *à posteriori.*

Deux courants opposés dans l'esprit, celui du positivisme matérialiste, celui de la spéculation métaphysique.

Le naturaliste, dirons-nous avec l'école de M. Yung, doit certainement observer, à l'aide des puissants moyens dont il dispose, tous les phénomènes qui sont à sa portée, sans spéculer sur des faits qui lui échappent.

Mais amasser un nombre considérahle d'observations sans en tirer aucune conséquence serait faire de l'histoire avec une série d'anecdotes sans liaison entre elles. Ce serait se condamner au stérile travail du collectionneur, du compilateur, collectionnant et compilant sans but ; labeur de la pie entassant des objets recueillis partout et inutilisés dans une cachette.

De ces faisceaux de faits, doit sortir une théorie quelconque, un système *à posteriori*, fondé sur la méthode expérimentale, plus raisonnablement logique que la spéculation métaphysique de l'*à priori*.

La conception tout intuitive du sentiment a pu nous égarer. N'allons pas trop loin dans la réaction, car toute spéculation peut contenir des aperçus partiellement vrais. Fût-elle fausse elle-même, elle a l'avantage de préter le flanc à l'examen critique, et de cet examen résultent des jours nouveaux, lueurs qui peuvent éclairer la bonne voie.

Il s'agit seulement de ne jamais croire que l'on a jugé en dernier ressort.

La vraie méthode expérimentale, renversant l'ordre des trois éléments d'information indiqués, procède par l'examen, remonte au raisonnement et ne doit pas dédaigner même le sentiment, qui trouve toujours quelque part sa raison d'être.

L'école positiviste manquerait-elle, par hasard, de bonne foi, en refusant d'enregistrer ce qu'elle ne peut comprendre?

Tout en nous abstenant de théories définitives, on peut émettre la pensée qui se présente à l'esprit. Ce n'est qu'une hypothèse attaquable, sans doute, fausse peut-être; mais elle a l'avantage d'expliquer bien des faits que les autres sont obligés de nier, faute de pouvoir les admettre dans leur cadre.

Je dirai donc : 1° Il y a une cause première, cause des causes, échappant à l'analyse expérimentale et par nous appelée Dieu.

Celui-ci est nié par beaucoup de philosophes et naturalistes; comme ils ne peuvent esquiver la nécessité de la cause première, ils ne font que substituer des mots à un nom. Ceci nous importe peu.

Je dirai encore : 2° L'âme existe.

Je ne l'affirme pas comme dans l'enfance, sur la foi du catéchisme ou de par la théodicée, en vertu du sentiment ou de l'intuition, mais bel et bien de par la simple nécessité de la logique.

Beaucoup de phénomènes expérimentalement observés demeurent inexplicables sans la notion de Dieu, sans la notion de l'âme, ou principe indépendant de la matière.

Nous sommes, nous dit-on, un tout complexe, formé d'organes matériels composant un corps, et de propriétés psychiques que l'on rapporte à un esprit, dont la nature échappe. On ne doit pas concevoir l'un sans l'autre, nous enseignait-on en philosophie. J'avoue que pareille conception est difficile, si difficile que philosophes d'une part, physiologistes de l'autre, les ont toujours étudiés séparément.

On nous disait comment telle ou telle faculté psychique, devait, d'après Kant ou Descartes, se décomposer et fonctionner dans telle ou telle circonstance. Pas un mot de l'organisme au moyen duquel se traduisent les opérations psychiques.

Inversement, les anatomistes nous montrent les organes analysés jusque dans les profondeurs de la structure intime et microscopique; ils nous les présentent fonctionnant avec un ordre admirable, et toujours sans nous faire voir le moteur.

Ici se présente une question formidable, tant la solution nous en paraît éloignée. On parle depuis des siècles avec une désinvolture parfaite de l'esprit et de la matière, sans nous donner les caractères spécifiques qui les différencient l'un de l'autre. Et, chose bizarre! quand on veut définir la matière, c'est à l'aide de ses propriétés immatérielles, comme la forme, déterminée par la ligne, qui est elle-même une simple conception de l'esprit, ou par la couleur, qui n'a pas d'existence individuelle.

La matière renferme tout ce qui est accessible aux organes des sens; or, ces organes très-limités, fort défectueux dans certains cas, nous fournissant des données souvent contradictoires, ces organes, disons-nous, peuvent-ils nous livrer la connaissance précise de *tout* ce qui est matière? Évidemment non, puisque l'invention d'instruments nous a permis d'élargir beaucoup le champ de l'observation matérielle. Et qui nous dit où l'on s'arrêtera?

Quant à l'âme, nous ne pouvons absolument pas nous la représenter, si nous la comparons à des objets connus. Un pur esprit invisible, impondérable, se dérobant à la vue, à l'ouïe, au tact, au goût, à l'odorat, ne peut se concevoir qu'à l'aide de grands efforts d'imagination. Des gens dont l'éducation psychologique ne serait pas faite, ou qui n'en auraient pas reçu la notion comme article de foi, se refuseraient à une pareille conception.

Et cependant, cette chose impossible matériellement doit exister. Pour nous, elle est nécessaire. La démonstration de son existence ne peut être directe ; elle résulte de l'insuffisance de la matière seule pour expliquer des faits que toutefois nous constatons matériellement.

Entre esprit et matière, il y a une influence réciproque indéniable ; c'est par une simple abstraction que les philosophes étudient les opérations psychologiques ; c'est à la condition de se heurter à des inconnues, et de se fourvoyer dans des impasses, que les savants matérialistes expliquent le fonctionnement organique, en éliminant tout principe spirituel.

Il faut donc un trait d'union entre les deux substances. Représentons-nous, sur les confins du domaine matériel et celui de l'esprit, une vaste zone limitrophe où se placerait l'agent nécessaire pour établir la communication.

Cet agent d'une subtilité exquise, dont la nature et l'essence nous seront peut-être toujours inconnues, mais dont nous pouvons saisir quelques propriétés, cet agent serait le lien entre âme et corps, par le canal du système nerveux. Ce ne serait autre chose que la force dite « agent magnétique », appelée jadis « fluide », et que plus généralement, sous ses formes changeantes comme celles de Protée, nous devrions considérer comme

le vrai « principe vital » . La solution du problème
sera indiquée dans le chapitre relatif au spiritisme.

Telle est notre hypothèse que nous soumettons
humblement. Elle livre la clef d'un grand nombre
de phénomènes ; elle réalise, en outre, une des
aspirations chères à la science philosophique moderne : ramener beaucoup de faits à quelques
principes simples, et prévoir les plus lointaines conséquences de ceux-ci.

La recherche du monisme biologique, en bota-
nique et en zoologie, est une affirmation de cette
tendance.

Dès lors, il ne nous est pas difficile d'admettre
que l'analogie des anciens fluides « calorifique,
électrique, magnétique, etc. », avec le nôtre, est
exacte. Ils ne seraient, les uns et les autres, que
les manifestations multiples et variées d'un principe unique, principe à ranger parmi les *forces
encore inconnues* dont M. Yung ne conteste pas
l'existence dans la nature.

On m'excusera si je ne suis ni plus explicite ni
plus clair. Malgré l'aphorisme de Boileau, on ne
saurait, même en les concevant, expliquer aisément
des choses pour lesquelles nos langues n'ont pas
encore de mots.

A propos du fluide de Mesmer, je pourrais, à
titre de similitude, pour indiquer la nature des

relations entre l'agent inconnu et le système nerveux, hasarder l'idée de la « MATIÈRE RADIANTE ».
Ce n'est encore qu'une analogie. On en reparlera
à propos du spiritisme.

Maintenant, arrivons aux faits.

CHAPITRE III

Le *moi* est haïssable, — dit le grand Pascal, — Haïssez-moi donc tant que vous voudrez, car je ne puis guère parler que de votre serviteur.

J'espère que cet égoïsme grammatical trouvera son excuse dans la stricte observation des règles tracées par M. Yung.

Se méfier, dit-il, des illusions organiques, de la simulation, de l'imagination et du charlatanisme.

Poussant cette méfiance à l'extrême, je ne veux consigner que des observations personnelles.

Dans ces conditions, je ne puis pas vous parler de Mesmer, Puységur, Faria, Deleuze et autres que je n'ai jamais connus ; chacun, d'ailleurs, peut lire leurs écrits, ou les relations de leurs expériences. Par excès de prudence, des faits complétement personnels que j'aurai à enregistrer, la véracité peut être affirmée par des témoins.

Il faut vous dire comment j'ai été amené à faire

du magnétisme une étude spéciale, ce qui justifiera une sorte de petite autobiographie magnétique.

J'ajoute comme preuve de ma modestie : « Si étranges que paraissent les résultats obtenus par moi, le premier imbécile venu en ferait autant et davantage. »

Soyez convaincu que tout magnétiseur (je parle des hommes qui réfléchissent) est un ancien sceptique convaincu. Toutefois, il est rare que le scepticisme n'ait pas succédé aux crédulités du premier âge. L'esprit a suivi les trois phases d'évolution que nous venons d'indiquer un peu plus haut. Je les retrouve en m'interrogeant.

Si loin que peuvent remonter mes souvenirs, je rencontre du magnétisme. Ma grand'mère maternelle avait un diminutif de ce qui, au dix-huitième siècle, s'appelait un salon.

Entre les tasses de thé, les parties de whist réglementaires, il y avait place pour la conversation ; quelques notabilités littéraires, artistiques ou savantes de l'époque ne dédaignaient pas de s'y arrêter de fois à autre. C'est ainsi que j'entendis prononcer le grand nom de Cuvier ; à celui de M. Récamier, se rattachaient des discussions sur le magnétisme animal, dont il était partisan, ou du moins, à l'existence duquel il croyait.

Ce mot « magnétisme » suivi invariablement de l'adjectif « animal » ne représentait à mon esprit

aucune idée définie, mais l'image de quelque
béte mystérieuse et fantastique qui troublait mon
sommeil d'enfant.

Avec l'autorisation de M. Guersant, mon père,
atteint fort jeune de la goutte, consulta une somnambule dont j'ai oublié le nom, et qui jouissait
d'une certaine réputation vers 1830.

Sa belle-mère ne pouvait que l'y encourager,
puisque, forte de la conviction de M. Récamier,
elle-méme avait eu recours à des somnambules. Il
paraît que le traitement, fort bizarre et tout à fait
en dehors des pratiques habituelles, donna de
bons résultats.

Un de mes oncles eut aussi l'occasion de consulter la même somnambule.

Ces faits m'ont été racontés depuis, par les parents que je viens d'énumérer. Eux-mêmes pouvaient invoquer l'autorité des sommités médicales.

A une certaine époque de la vie, les événements
récents paraissent plongés dans un brouillard ; le
souvenir s'en atténue, pendant que la mémoire
revivifiante fait surgir dans un relief lumineux
ceux des années lointaines. Ce phénomène est dû
à ce que M. Luys appelle la phosphorescence du
cerveau.

C'est ainsi que la grand'mère rappelait volontiers, en les racontant un peu trop, certaines
anecdotes de jeunesse.

Le général Bonaparte, dans une maison où elle l'avait rencontré pour la première fois, parlant d'elle et d'autres jeunes personnes rangées silencieuses et roides, sur des chaises, comme l'exigeait le bon ton, aurait dit, de sa voix brusque, saccadée, déjà impérieuse :

« Pourquoi ne fait-on pas danser toute cette jeunesse, que nos conversations sérieuses doivent ennuyer ? »

Elle parlait de M. de Fontanes, de Chateaubriand et d'autres hommes marquants dont les noms ne me reviennent plus.

Les vieillards sont des livres d'histoire vivants que les jeunes gens regrettent ensuite de n'avoir pas assez feuilletés. Ils les trouvent ennuyeux de trop s'ouvrir aux mêmes pages. Mais quand arrive l'âge où l'on voudrait les consulter, il est trop tard. Le livre s'est refermé pour toujours.

Cuvier, comme beaucoup d'hommes absorbés par leurs travaux, était distrait au milieu de sa famille et des réunions intimes auxquelles il accordait de fugitifs instants.

Une fois, entraîné par son sujet (il s'agissait de la Vénus hottentote, importation toute neuve), oubliant que son auditoire, presque exclusivement féminin, n'était pas celui des étudiants assidus à ses cours, il était entré dans des détails anatomiques trop précis. A ce souvenir, la tête blanche et branlante de la grand'mère s'inclinait. Sur son visage ridé, exsangue, d'une pâleur de cire, elle cherchait à faire monter une rougeur pudique. La pruderie originaire anglaise, dont soixante ans de vie continentale n'avaient pu extirper le germe, se cabrait effarouchée, et voulait protester encore.

Nous imiterons la grand'mère, et remontant le cours du passé pour interroger nos souvenirs, nous y retrouverons des silhouettes animées qui se détachent avec la précision des profils de camée antique.

Ce n'est plus dans le salon parisien de l'aïeule que je les vois; c'est à Naples, plus souvent sur la terrasse ou bien au fond d'un jardin aux murs tapissés de rosiers grimpants, que dans un salon proprement dit. Parmi les nombreux personnages, commensaux ou visiteurs presque quotidiens, évoqués par ces réminiscences, je vois deux individualités tranchées : un abbé irlandais long, maigre, ascétique, exalté, prêt à se jeter dans un fleuve de feu pour cueillir la palme du martyre sur l'autre bord ; puis, un vieux médecin indigène, plein de savoir positif et de malice voilée sous une grosse bonhomie apparente.

Tous deux s'occupaient de magnétisme. Pour le premier, c'était un don surnaturel concédé par une faveur spéciale à quelques âmes d'élite, comme un moyen de communication, un trait d'union

entre le monde des purs esprits et celui des vulga-
rités terrestres, un pont tendu aux humains pour
s'approcher de la Divinité.

Quand il parlait avec ardeur, les yeux levés vers
l'invisible, on croyait voir saint François d'Assise
en oraison, soulevé et maintenu par l'extase à
plusieurs pieds au-dessus du sol.

Le docteur napolitain faisait partie de cette
bourgeoisie intelligente qui, comprimée dans ses
aspirations, trompait son impatiente activité par
l'étude des sciences naturelles et de la philosophie
spéculative; tout autre aliment lui était interdit. Il
y avait dans son sourire poliment contenu, et les
petites rides moqueuses qui se formaient au coin
de l'œil, toute une critique fine et indulgente des
théories de l'abbé. Mis en demeure d'exposer les
siennes, il considérait le magnétisme comme une
forme de l'aimantation et de l'électricité, agissant
sur le système nerveux de l'homme, en raison de
certaines lois dont la formule n'était pas trouvée.
Bien avant leur application, les merveilles de la té-
légraphie électrique étaient prédites par le docteur.

« Alors, disait-il avec enthousiasme (car lui
aussi caressait amoureusement ses idées), alors, ni
douane, ni police n'entraveront la marche de la
pensée humaine, qui, rapide comme l'éclair, volera
d'un pôle à l'autre! » Il y a de singulières antino-
mies dans le monde.

Cet homme d'une si haute intelligence, ramené par ses études et la nature de son esprit à la recherche des causes matérielles pour l'explication de tous les phénomènes, avait cependant une petite faiblesse.

Il avouait bien bas que sans savoir pourquoi, sans se l'expliquer à lui-même, il partageait la superstition de ses concitoyens à l'endroit du mauvais œil, et comme le dernier des paysans calabrais, redoutait l'influence de la *jettatura*.

L'un et l'autre, imités en cela par différentes personnes qui venaient passer les belles heures de la soirée chez nous, essayèrent parfois du magnétisme pratique. Ces expériences, au mileu du bruit de la conversation, devant un groupe de curieux souvent railleurs, n'amènent jamais grand résultat, d'autant plus qu'elles ne sont pas soutenues pendant un temps assez long pour être efficaces.

Elles frappèrent vivement mon imagination, si incomplètes qu'elles fussent; je me hâtais de les imiter sur le personnel de la maison ou des écoles et pensionnats dont j'étais élève.

Il va sans dire que je fis bâiller servantes et condisciples, sans arriver à l'effet magique si ardemment rêvé, auquel j'avais pleine et inébranlable confiance.

La doctrine du Napolitain, que, faute d'études, je ne comprenais pas, me semblait audacieuse, pres que impie, car elle renfermait une négation du surnaturel, de l'intervention directe et miraculeuse de la Divinité.

En raison du climat, peut-être, qui exalte l'imagination en développant les sens d'une façon précoce; en raison surtout du milieu intellectuel où je vivais, j'étais disposé à l'exaltation religieuse, je parle de cette religion dévoyée qui s'appelle la superstition.

Avec mes jeunes camarades, presque tous enfants du peuple, on ne s'entretenait que d'apparitions célestes ou infernales.

Si, dans les actes les plus simples de la vie, on croyait à l'intervention directe de la Vierge et des saints, par un juste équilibre, Satan, avec ses phalanges sombres, nous guettait à tous les coins.

De la tendance si méridionale à matérialiser les idées abstraites, résultait la pensée que la prière devait être exaucée par la Madone, paraissant visiblement, avec sa robe de brocart d'or et ses constellations de pierreries, comme nous la voyions, en effigie, dans le scintillement lumineux des églises.

Bien que nous n'eussions pas encore lu les *Mémoires de Benvenuto Cellini*, évoquant le diable au Colisée, personne ne doutait que le maudit (*il gran diavolo d'inferno*) pouvait tout à coup apparaître pour nous tourmenter, avec son uniforme noir que compléteraient les cornes, les griffes, la queue et la fourche des légendes anciennes.

Des doctrines de l'Irlandais, je retenais cette idée que le magnétisme était la puissance d'entrer directement, ou par le moyen des personnes endormies, avec les esprits de l'autre monde, bons ou mauvais.

Cette puissance était donc favorable aux saints, et des plus dangereuses pour le pécheur.

La faculté de soulager les malades, inhérente à cette même puissance, relevait, dans un cas, du ciel; de l'enfer, dans le cas opposé.

Mes premières années ayant été vécues dans différentes parties de l'Italie que je quittais de temps à autre, pour les études et examens obligatoires en France, je n'ai qu'à secouer le kaléidoscope des souvenirs pour voir apparaître des paysages, des physionomies, des milieux très-variés.

Tantôt, c'est la façade de l'École de médecine ou de droit, dans le quartier latin, que n'éventraient pas encore les larges et longues lignes droites des boulevards neufs; tantôt, les légères sinuosités de la Brie champenoise, aux routes bordées de longs peupliers roides et ennuyeux comme des processions de cierges; puis, apparaissent d'interminables champs de betteraves dans les plaines picardes.

Si, fatigué de ces monotonies, je ferme les yeux,

c'est pour évoquer les plages méditerranéennes, les rochers hérissés de cactus et d'agaves, les collines coiffées de pins parasols et la grande silhouette de l'Etna découpée sur le ciel d'un bleu intense et profond.

Dans les environs de la Frète [1], à l'époque des vacances, je me trouvais seul avec un oncle, vieux garçon, celui qui, dans sa jeunesse, avait consulté une somnambule et beaucoup connu un certain magnétiseur de l'école Faria.

Cette circonstance m'amenait à le consulter; mais le caractère singulier de l'excellent homme s'opposait à toute étude suivie. En faire mon professeur était une idée pitoyable.

Ses aspirations multiples et contradictoires restaient toujours dans le monde des idées, sans se formuler en actes. Il avait dépensé toute la somme de ses énergies physiques et morales dans la confection d'un petit livre de poésies appréciées par ses amis.

Cela fait, il s'était trouvé vide comme la coquille d'un œuf que l'on vient d'avaler.

De sa lyre, pendue aux branches d'un saule pleureur, il n'obtenait plus que des sons de marmite fêlée.

---

[1] Les noms propres de lieux ou de personnes sont déguisés, estropiés ou remplacés par des initiales de fantaisie. On comprendra les raisons qui me dictent cette précaution.

Je puisais largement dans sa bibliothèque, où Gœthe, Schiller, Hoffmann coudoyaient Walter Scott, Byron, Shakespeare, alignés devant nos classiques, sans omettre Rabelais.

Dans un coin, humbles, oubliés, quelques ouvrages sur le magnétisme animal, entre autres celui de Deleuze.

Vous comprenez quelle singulière *olla podrida* résultait de ce bouillonnement de lectures entassées au hasard, sans règle ni méthode, dans la tête d'un collégien porté au mysticisme.

Sous prétexte de chasse, d'herborisation ou de géologie, je m'égarais pendant des journées entières, et la nuit me surprenait souvent au fond des grands bois.

L'antre obscur situé au-dessus de la petite rivière qui serpente dans une étroite vallée, et que l'on appelle la *Pierre-aux-Fées*, me semblait un endroit éminemment propre aux évocations magiques de la fantaisie. J'étais loin alors de me douter que c'était une sépulture néolitique où l'on a découvert de magnifiques haches en silex.

Dans ces demi-ténèbres, le sens de la réalité, celui des temps et des lieux s'atténuaient pour faire place aux rêves qui s'incarnaient sous la forme de Diana Vernon, de Charlotte ou de Desdemona.

Elles dansaient des sarabandes échevelées avec

Manfred, le Giaour, Copellius, Hamlet et M. Deleuze brochant sur le tout, comme un magicien à l'aide du fluide magnétique.

Une double et douloureuse tension résultait de cette situation d'esprit : l'appel de l'imagination alléchée par le charme de l'oisiveté béate, et celui de la raison cherchant à s'exercer sur des réalités tangibles.

Avec Deleuze et les connaissances physico-chimiques entrevues au collége, le magnétisme, sans perdre son prestige de surnaturel, m'apparaissait plus disciplinable, comme devant être soumis à certaines lois, à la façon de l'aimantation et de l'électricité.

De là à expérimenter par moi-même, il n'y avait pas loin. Mon oncle, consulté et pris comme guide, m'assurait que le magnétisme était réel; que lui-même en avait vu et éprouvé les effets; sur ce, il accumulait des théories, creusait des abîmes philosophiques où Kant lui-même se serait noyé.

— Mais enfin, puisque vous connaissez la manière de s'y prendre, faisons des expériences, lui disais-je.

Il s'y préta deux ou trois fois en folâtrant, sur quelques petites dames de bonne volonté, préalablement amorcées par les élégies ou les pastorales dont il ruminait toujours quelque bribe.

Il obtint des aveux de légère migraine, des petits cris nerveux et coquets. Voilà tout.

— Mais ce n'est pas cela ; agissons sur des gens simples, ignorant ce que nous voulons faire, des femmes de notre village ou des jeunes gens, en profitant d'un malaise. Tel est le précepte des maîtres dont je lis les ouvrages.

Il me promettait toujours et ne faisait rien.

L'esprit de ce contemplatif incurable était comme un cerf-volant qui, malgré tous les efforts pour tirer la ficelle, se replonge et disparaît derrière les nuées les plus vaporeuses.

Je n'en parlerais pas avec une certaine amertume s'il n'avait déteint sur moi, autant qu'une page fraîchement écrite sur la feuille de papier brouillard.

Que d'années perdues, à son instar, dans des tâtonnements inquiets, de longs désespoirs sans motifs, des recherches d'idéal, des illusions perdues, des feuilles jaunies, des vierges chlorotiques, et autres miettes de viande creuse qui forment l'alimentation des poëtes !

Toujours est-il qu'avec une extrême imprudence, je mis moi-même en pratique les enseignements de Deleuze, et que je provoquai des céphalalgies, des demi-sommeils, des commencements de crise qui avaient au moins le mérite de la sincérité.

Pendant cette période de mon existence, je fus témoin de quelques faits qui me donnèrent à réfléchir.

Le directeur de notre collége, avec une légèreté que l'ignorance seule peut excuser, autorisa un magnétiseur ambulant à donner une représentation chez nous et à expérimenter sur les élèves.

La chose se passait sur le théâtre de l'établissement.

Après plusieurs essais plus ou moins heureux, un de nos camarades, Helsen, grand garçon très-bien bâti, se présenta en disant : « Je ne crois pas à toutes vos simagrées, et je vous mets au défi de m'endormir. »

La lutte s'engagea. Si l'industriel n'avait pas eu un amour-propre fort déplacé, ou le misérable goût des quelques sous à récolter, il n'eût jamais entrepris une lutte pareille sans nécessité absolue.

Ceci est une règle élémentaire dont l'apprenti doit se pénétrer dès le début.

Le magnétiseur fut terrassé, puis il finit par se rendre maître du sujet.

Ce dernier, à la suite de cette scène, demeura pendant de longues années sujet à des crises épileptiformes suivies de délires. Le traitement par les moyens connus en médecine échoua; il fallut le soumettre à une série de magnétisations continues et rationnelles exercées par M. du Potet.

J'ai vu depuis plusieurs conflits analogues; ils impressionnent toujours très-vivement le spectateur.

Celui-ci doit, s'il est de bonne foi, en conclure que le magnétisme n'est pas une chimère. Il faut le considérer comme une arme fort dangereuse avec laquelle on ne doit pas jouer.

Un autre de nos camarades, quelque temps plus tard, s'amusa à magnétiser un jeune homme, sans connaître quoi que ce soit au magnétisme. Aussi lui fut-il impossible de dégager le sujet, qui demeura victime de crises nerveuses. Il en résulta des désagréments pour l'opérateur, condamné à une amende de la part des tribunaux. C'était expier un peu cher sa maladresse. Je profite de l'occasion pour souhaiter incidemment que la pratique du magnétisme, parfois si dangereuse, soit interdite comme exercice illégal de la médecine.

Les crises d'Helsen, que j'ai revu longtemps ensuite, se transformèrent graduellement en somnambulisme naturel, assez lucide. Pendant ses accès, il chantait et composait fort bien. Ajoutons qu'il avait toujours eu le sens musical développé. On m'a dit aussi qu'étant en crise, et parlant de lui-même dans l'état normal, il se désignait à la troisième personne : *l'autre*. Cette sorte de dédoublement de l'individualité, fréquente chez les somnambules, a, dans les affaires de sorcellerie, souvent été considérée comme une preuve de possession diabolique [1].

A la même époque, Alexis, avec son magnétiseur Marcillet, vint donner une soirée somnambulique dans un château des environs. Les yeux bandés, il joua supérieurement à l'écarté, lut plus ou moins couramment des lettres renfermées dans des boîtes cachetées et ficelées avec soin.

La plus grande partie des assistants croyait à la jonglerie, au compérage. On relevait amèrement les moindres erreurs.

Cependant, je me disais que s'il s'était agi de simples tours de passe-passe, à l'aide de compères pris parmi les invités, le voyant aurait toujours réussi comme Robert Houdin ; ses insuccès partiels étaient la preuve de sa bonne foi.

Ce soir-là, le directeur de l'établissement dont j'ai parlé tenta une épreuve dont il était facile de contrôler les résultats.

— Dites-moi ce que vous voyez dans ma chambre.

Le collége est à un kilomètre du château.

Alexis décrivit le mobilier assez exactement.

— Je vois, ajouta-t-il, dans votre alcôve, un

---

[1] Tout dernièrement, je rappelais le fait à un des professeurs du collége. Resté en relation avec la famille d'Helsen, il me dit que ce dernier s'était ressenti pendant toute sa vie des accidents dont je parle, de façon à ne pouvoir pas s'occuper sérieusement ; à présent même, au bout de trente-sept ans, il n'est pas guéri.

portrait, celui d'une femme, à ce qu'il me semble ; mais comme l'endroit est très-obscur, ma vision n'est pas nette.

Le portrait représentait un ecclésiastique en soutane, avec des cheveux très-longs. L'erreur d'Alexis peut donc se comparer à celle d'un myope qui aurait vu l'objet à quelques pas de distance.

Il va sans dire qu'Alexis n'était jamais venu dans le pays, n'y connaissait personne, que le caractère et l'honorabilité du directeur excluaient toute méfiance.

— Je vais, dit encore celui-ci, vous guider. Appliquez-vous à examiner les objets posés sur ma table. Vous y verrez plusieurs livres entassés et fermés, une écritoire, etc. Un livre, plus gros que les autres, broché, est placé bien en vue. Pouvez-vous m'en dire le titre imprimé en gros caractères sur la couverture ?

Alexis parut suivre attentivement la description, voir les objets annoncés, si bien qu'il en signala plusieurs échappés à l'énumération.

— Quant au livre, dit-il, je sais que son auteur est un homme célèbre dont on parle beaucoup. Une lueur très-vive éclaire, dans le titre, le mot « des » qui est à la seconde ligne et en petits caractères. Les lignes supérieure et inférieure contiennent des mots plus longs en caractères plus gros, et cependant je les vois très-confuses. Dans la première, m'apparaît seulement la lettre H au commencement. La dernière finit par S... Ne me fatiguez pas davantage... Je ne puis pas en voir plus que je ne vous dis...

Le titre de l'ouvrage était : Histoire des Girondins.

De ce fait, il me parut, contrairement à l'opinion de la majorité des spectateurs, naturel de conclure qu'Alexis *voyait* vraiment, voyait juste, mais d'une façon incomplète.

Depuis lors, et de nombreuses expériences ont confirmé ce jugement, j'ai comparé la vision du somnambule à celle que nous offre le champ limité des lunettes à longue portée. Dans un paysage donné, nous ne saisissons que le détail très-restreint sur lequel nous braquons l'instrument. Encore pouvons-nous le fixer à volonté, sur tel ou tel coin du tableau, ce que le somnambule fait *exceptionnellement*.

Voilà une des bonnes raisons pour lesquelles les somnambules de profession, voyant toujours, quand même, *tout* ce qu'on leur dit de voir, me paraissent, ou se tromper eux-mêmes, ou tromper leurs clients.

Dans le cas précité, Alexis, pénétrant la pensée du questionneur, aurait pu lire dans son esprit le titre du livre. Cette autre faculté existe, sans être plus constante que la précédente.

Le gérant d'un hôtel tenant pension bourgeoise pour étudiants, à Paris, magnétisait et endormait certain petit domestique qui nous donna des preuves de lucidité.

J'obtins avec ce sujet quelques résultats relativement satisfaisants. Il faut négliger, sous peine de n'en finir jamais, un grand nombre de tentatives plus ou moins heureuses sur plusieurs personnes ; n'ayant jamais été faites avec le sérieux et la persévérance nécessaires, elles ne doivent pas être consignées.

En Sicile, M. Lugeol (on peut écrire ce nom en toutes lettres), alors commandant le *Jupiter,* et depuis contre-amiral, s'occupait beaucoup des sciences, indépendamment de celles qu'exigeait sa profession. Ayant pleine confiance dans le magnétisme, dont toutefois la caractéristique scientifique lui échappait, il fit plusieurs expérimentations chez nous.

A la même époque, et dans le même pays, un vieux prêtre profondément ignare des choses de ce bas monde, ayant une grande réputation de sainteté, justifiée par la simplicité anachorétique de sa vie, sa piété, sa bienfaisance, exerçait le magnétisme sans le savoir.

S'agissait-il d'une colique, d'un accès convulsif, d'une céphalalgie, on l'appelait.

Le bon Padre Domenico accourait aussitôt, se

mettait en prière, puis au moyen d'attouchements, d'insufflations sur la partie malade, il soulageait les femmes et les enfants. Parfois, il faisait infuser pendant quelques instants des pétales de rose ou d'œillet dans un verre, soufflait sur le liquide, bénissait celui-ci et le faisait avaler au client, qui souvent se déclarait soulagé.

Je sais bien qu'ici, l'imagination pouvait jouer un grand rôle, à cause de l'influence morale du vieux prêtre, dans un pays où la religion touche de près à la superstition.

Il n'en est pas moins vrai qu'ainsi procèdent les magnétiseurs exerçant le magnétisme simple, sans provoquer le sommeil, et ne cherchant qu'à apaiser une souffrance.

C'est là ce que nous pourrions appeler le magnétisme élémentaire, instinctif, dicté spontanément par la compassion, celui que chacun de nous exerce sur ses semblables. Quand un enfant accuse un mal de tête ou de ventre, le geste naturel n'est-il pas de poser la main, de souffler, comme pour chasser la souffrance?

Si l'on avait voulu provoquer l'effroi du pauvre Padre Domenico, il aurait suffi de lui dire qu'il était magnétiseur, ce qu'il considérait à peu près comme synonyme de fils de Satan.

Mon cher Simon, quand nous avons été condisciples à Versailles, je ne pouvais guère, à propos de magnétisme, citer d'autres souvenirs que les précédents.

De mon propre chef, des résultats vagues, incomplets, ne me donnaient aucune autorité pour juger la question.

La nature des études auxquelles il fallut se livrer, surtout l'influence des milieux où je vécus plusieurs années ensuite, avaient singulièrement modifié les impressions de l'enfance.

Au mysticisme de jadis s'était substitué un scepticisme à peu près absolu. C'est dans l'ordre moral la loi des oscillations du pendule. Ultra-spiritualiste par éducation et impressions, je ne croyais plus qu'à la matière ; l'âme ne me semblait guère qu'un mot vide de sens, simple hypothèse sur laquelle les psychologues s'amusaient à échafauder des doctrines branlantes.

Le magnétisme animal s'étant manifesté comme la preuve d'un principe indépendant des organes, je devais rejeter la possibilité du magnétisme, et mettre sur le compte de l'illusion ce que j'avais vu jadis.

J'en étais là et ne pensais plus du tout à mes rêveries puériles, lorsque m'arriva une aventure dont je vous dois le récit.

Un jour, je vis entrer dans mon petit logement de la rue d'Enfer une jeune personne modestement vêtue et portant un carton sous le bras.

Elle n'était pas belle ; sa physionomie m'eût semblé profondément insignifiante sans la pâleur de son teint et des yeux noirs très-profonds.

— Je crois que vous vous trompez, mademoiselle ou madame...

— N'êtes-vous pas M. X...?

— A vos ordres.

— Vous ne me connaissez pas ?

— Je n'ai pas cet honneur.

— Vous m'avez, cependant, vue plusieurs fois à l'Odéon, où je remplis quelques petits rôles.

— Veuillez m'excuser, je suis myope.

— Oui, et, ajouta-t-elle en riant, quand on s'est peinturlurée, maquillée, allongé le coin des yeux et costumée, on devient méconnaissable pour ses meilleurs amis.

— Tout ceci, mademoiselle, ne m'explique pas le but de votre visite?

— Voici. Et elle ouvrit son carton. Une de mes camarades, personne des plus recommandables, se trouve sur le macadam, grâce à une fantaisie de notre directeur. Elle est obligée de vendre les objets de prix qu'elle possède. Je lui ai conseillé d'en mettre quelques-uns en loterie. Je porte chez les gens charitables cette voilette, qui est en magnifique chantilly. C'est cinq francs le billet. Il s'agit d'une œuvre de charité. Vous ne refuserez pas votre obole, n'est-ce pas ?

Mademoiselle Céline me parut une aventurière de la plus belle venue.

— Permettez, dis-je; je ne suis qu'un pauvre étudiant fort inexpérimenté en fait de voilettes. Dussé-je gagner celle-là, je n'ai aucune petite dame de votre genre à laquelle je puisse l'offrir. Je ne puis que vous le répéter : «Vous vous trompez.»

Elle replia précipitamment l'objet, rattacha le carton, jeta le tout sur une chaise, puis, à mon grand étonnement, se débarrassa de ses gants, de son chapeau, et s'installa carrément.

— Je me soucie bien des dentelles de Chantilly ou d'ailleurs ; il me fallait un prétexte pour entrer chez vous. Autant celui-là qu'un autre. Maintenant, causons. Est-il vrai que vous vous occupez de magnétisme?

Laissant de côté mes suppositions premières, je pensai qu'il s'agissait d'une mystification. Cette personne aurait pu être envoyée par les jeunes gens que je fréquentais ; ils étaient généralement élèves en médecine, libres penseurs, fort disposés à me plaisanter sur mes anciennes tendances mystiques. Je vous l'ai dit, j'y avais alors presque tout à fait renoncé, ce qui de temps en temps ne m'empêchait pas d'émettre sur les faits dits merveilleux, le magnétisme en particulier, des idées subversives au point de vue de mon milieu.

Considéré comme naïf et crédule, n'étais-je pas victime de quelque mystification ?

Mon interlocutrice, qui, si elle jouait un rôle, le faisait aussi bien que sur son théâtre, me raconta qu'elle avait été soignée par plusieurs magnétiseurs avec lesquels elle avait conservé des relations ; depuis lors, se faire endormir était devenu une habitude nécessaire chez elle ; c'est pour cela qu'elle venait me voir, à tout hasard, comme poussée par un instinct impérieux.

— Si vous ne me croyez pas, ajouta-t-elle, prenons une voiture et allons ensemble chez M. Marcillet. Aujourd'hui, et à cette heure de l'après-midi, il reçoit tous les visiteurs indistinctement.

J'hésitai beaucoup, car la démarche me semblait indiscrète ; me présenter sous les auspices de cette introductrice inconnue me donnait à réfléchir. Je lui dis aussi que je n'oserais plus, comme cela m'était arrivé autrefois, tenter des expériences qui pouvaient être dangereuses, faute d'études suffisantes.

Elle fit tant et si bien qu'une demi-heure après, nous étions chez M. Marcillet, où elle paraissait admise à titre de familière de la maison. Comme elle me l'avait annoncé, M. Marcillet m'accueillit sans aucune formalité préliminaire.

Il y avait dans le salon une vingtaine de personnes, tant magnétiseurs et somnambules que simples curieux.

J'y vis Alexis essayant d'endormir un autre jeune homme. M. Marcillet agissait sur les uns et les autres, variant ses expérimentations.

Ils étaient bien différents de ce que je les avais vus sept ou huit ans plus tôt, dans une soirée publique et officielle, gênés par l'habit noir, la cravate blanche et surtout ce carcan moral de la représentation devant un public méfiant, gouailleur, disposé à l'hostilité.

Là ils étaient chez eux, recevant à leur tour le public, pour ainsi dire en robe de chambre : « Messieurs, nous vous donnons libre accès dans notre intérieur. Si nous sommes des charlatans et des jongleurs, comme vous le pensez, découvrez les ficelles. Nous ne sommes plus sur un théâtre. Voyez ce que nous faisons; essayez-vous à en faire autant, si le cœur vous en dit. Agissez, et la conviction descendra dans vos esprits. »

Tel était le sens des réceptions de M. Marcillet. Il disait à qui voulait l'entendre :

« Les choses que je produis m'étonnent moi-même; je vous assure franchement que je ne saurais pas les expliquer. Travaillons ensemble à la découverte de la vérité. »

Je vis là plusieurs magnétiseurs et médecins qui

ont écrit, soit des traités spéciaux, soit des articles relatifs au magnétisme.

Dans un pareil milieu, pas de charlatanisme possible, à moins que les acteurs ne se fussent donné la comédie pour leur amusement personnel.

Mademoiselle Céline se fit magnétiser par plusieurs personnes; il n'en résulta guère que des phénomènes nerveux, des sommeils incomplets, sans lucidité bien nette.

La magnétisation à travers des obstacles, c'est-à-dire la projection du *fluide* (comme tout le monde le disait alors) à travers une muraille, me parut démontrée par le fait suivant :

Le maître de la maison lança quelques passes du côté du mur de droite. Presque aussitôt, par la porte du même côté, apparut la cuisinière, qui, dans un état de somnambulisme complet, les yeux fermés et paraissant de fort mauvaise humeur, s'é-cria : « Allez-vous bientôt me laisser tranquille avec toutes vos bêtises? Vous allez encore me faire gâter mon roux ! »

Rien de plus comique que son expression de stupeur lorsque, subitement éveillée, elle se trouva en plein salon, continuant à tourner une cuiller dans sa casserole, devant les nombreux assistants.

Au retour, mademoiselle Céline insista pour se

faire magnétiser. Elle me dirigeait elle-même, soutirant, pour ainsi dire avec avidité, le *fluide* dont elle semblait avoir besoin, comme l'homme transi a besoin du feu.

Sans rien dire à mes amis, je la magnétisai plusieurs fois depuis. Elle ne me présenta aucune particularité intéressante. Rien, d'ailleurs, de sympathique entre nous. Je n'étais qu'une machine électrique pour elle ; mais c'est à elle que je dois mes premières et sérieuses observations. Elle fut l'incident qui détermina ce que je puis appeler ma vocation magnétique.

Nos relations durèrent peu, car je quittai bientôt Paris. Partout où le hasard me poussa, je profitai de toutes les occasions pour voir et agir. Expériences publiques ou privées, lecture des traités spéciaux, je ne négligeai aucun moyen d'étendre mes connaissances sur la question du magnétisme.

Je fis part au docteur Gaucher, du Mans, d'une observation assez curieuse qu'il communiqua au *Journal du Magnétisme* ; c'est l'inculcation du rêve, preuve de la persistance de l'action magnétique sur le sujet rendu à l'état normal.

Dans les Landes, un employé de la même Compagnie que moi pratiquait, bien qu'il fût parfaitement ignorant, le magnétisme sur les gens du pays. Nous avons obtenu, je ne dis pas des cures, mais du soulagement chez plusieurs malades.

Profitant d'un nouveau séjour à Paris, je fis la connaissance de du Potet, qui m'ouvrit avec sa *Magie dévoilée* de nouveaux et larges aperçus. Pendant plusieurs mois, je suivis assidûment ses expériences dans sa salle du Palais-Royal. J'eus enfin le bonheur de rencontrer deux somnambules parfaitement lucides, qui m'ont fourni de nombreuses observations. Il me faudra citer souvent mademoiselle Pauline et madame Gabrielle en analysant les propositions du livre de M. Yung.

Pour résumer, je dirai que, depuis ma rencontre avec la doublure de l'Odéon, pendant plus de vingt ans, je me suis occupé de magnétisme pratique.

Je l'ai fait dans un triple but :

1° Contenter la simple curiosité de l'esprit ;

2° Essayer de faire du bien à mes semblables ;

3' Rechercher tous les faits qui sont de nature à nous aider dans la solution du grand problème vital, l'existence ou la non-existence de l'âme, et dans le cas affirmatif, les rapports de celle-ci avec l'organisme matériel.

Aussi rangerons-nous quelques notes sous trois chefs principaux :

Expériences de curiosité et d'étude ;

Expériences philanthropiques.

Il faudra ajouter quelques mots sur le *spiritisme.*

DEUXIÈME PARTIE

CHAPITRE PREMIER

PUYSÉGURISME. — LES PHÉNOMÈNES EXTÉRIEURS ET LES ORGANES DES SENS. — VUE A DISTANCE ET A TRAVERS DES OBSTACLES MATÉRIELS. — TÉLÉOPSIE.

Nous voudrions suivre méthodiquement M. Yung dans ses conclusions, en opposant à chacune d'elles, à mesure qu'elles se présentent, des faits qui en contredisent ou en confirment l'exactitude. Ce procédé est presque impossible, car les observations sont surchargées; les faits s'accumulent et s'enchevétrent. Telle observation unique, faite sur une même personne, répondra à plusieurs propositions diverses. Nous essayerons cependant. Pour commencer, nous disons :

La proposition n° 1 de M. Yung sera démontrée non pas fausse, mais incomplète, si nous prouvons que *les phénomènes du monde extérieur ont pu être connus sans l'intermédiaire des organes de nos sens.*

OBSERVATION I.

Mademoiselle Honorine X..., remplissant les fonctions d'institutrice chez madame la baronne ***, château de Saint-Sever, sujette au somnambulisme naturel, ayant aussi été fréquemment magnétisée, corrigeait les devoirs de ses élèves dans l'état somnambulique, tombait parfois en crise pendant les leçons, voyait ce qui se passait au dehors, et souvent écrivait ses impressions, ou relatait les faits dont elle était la lointaine spectatrice. Elle était étonnée, au réveil, de trouver des pages entières remplies de son écriture.

Une nuit, elle vit le bateau sur lequel était embarqué un des fils de la baronne ***, faire naufrage en mer, près d'une côte lointaine. Les détails de l'accident, qui coûta la vie à deux hommes, furent consignés avec une grande exactitude.

Très-longtemps ensuite, la relation du naufrage sur les côtes de l'Orégon, écrite par le fils, arriva dans une lettre qui contenait les mêmes détails, si bien qu'il y avait identité entre les deux récits. On ne peut accuser mademoiselle Honorine d'avoir improvisé le sien après coup, car sa narration, écrite en état somnambulique, avait été conservée avec soin et datée.

Or, la date coïncidait avec celle de l'événement.

Il est impossible de mettre ce fait sur le compte du simple rêve ou de l'hallucination.

OBSERVATION II.

Mademoiselle Clémence***, fille de la baronne*** et élève de la précédente somnambule, mourut jeune, de phthisie.

L'avant-veille de sa mort, au milieu de la nuit, elle poussa de grands cris en donnant toutes les marques d'une profonde terreur :

— Maman! maman! on assassine M. et madame Firmin avec une hache! La justice va venir; ce n'est pas moi... Nous ne pouvons plus empêcher le crime.

Elle décrivit la figure de l'assassin.

Croyant à un accès du délire qui ne la quittait presque plus, sa mère chercha à l'apaiser en détournant son attention du hideux drame qui semblait hanter son imagination.

Le lendemain matin, le médecin, venu de la ville située à cinq lieues de Saint-Sever, raconta que M. Firmin, avoué, et sa femme, avaient été assassinés pendant la nuit, à l'aide d'une hache. On avait pu mettre la main sur le meurtrier, ancien domestique de la maison.

Le crime avait eu lieu précisément à l'heure où mademoiselle Clémence y avait assisté dans son prétendu délire. Rappelons-nous ici la proposition sixième de M. Yung :

« Dans quelques états particuliers du cerveau, celui d'anémie qui procure le sommeil normal, d'*altération physique* qui paralyse un certain nombre de nos facultés intellectuelles, nous trouvons la condition d'existence des rêves, des phénomènes du somnambulisme et de ses variétés, hystérie, etc. »

Avec la meilleure volonté du monde, je ne puis voir ici la plus légère analogie entre le sommeil dû à l'anémie et le prétendu sommeil patholo-gique, paralysant quelques facultés intellectuelles et produisant les rêves ou hallucinations sur les-quels revient sans cesse l'auteur.

Ce sont là des phénomènes distincts et de nature bien diverse.

Dans l'état *particulier* du cerveau (pourquoi donc ne pas mieux définir ces états particuliers?) de mademoiselle Clémence, mortellement malade, dans celui de mademoiselle Honorine, somnambule naturelle, il n'y a pas eu paralysie des facultés intellectuelles, mais bien hyperexcitation et déve-loppement merveilleux des susdites facultés, puis-que sans le secours des organes des sens, elles ont vu, vu de loin et vu juste.

L'affirmation de l'auteur est inexacte, et ses prétendues explications n'expliquent absolument rien.

Les adeptes de son école, en face de faits pareils, n'ont qu'un moyen très-simple de se tirer d'affaire : c'est de les nier, procédé qui nous semble leste, peu scientifique, et même, pour employer le mot de l'auteur, *extrascientifique*.

OBSERVATION III.

Mademoiselle Pauline, que des rapports de voisinage et de parenté me permettaient de voir presque quotidiennement, était devenue une somnambule remarquablement lucide, de celles que les magnétiseurs de profession auraient considérées comme une poule aux œufs d'or. Certaines somnambules, qui battent monnaie à Paris, voient beaucoup moins, tout en se faisant payer cher leurs *hallucinations*. Ici, j'adopte pleinement l'expression de l'auteur.

Ses parents usaient un peu trop de sa faculté, pour se procurer, à ses dépens, une petite distraction en famille.

Vous vous rappelez, mon cher Simon, un de nos camarades de l'Institut de Versailles, avec lequel je devais aller en Amérique. Par suite de circonstances particulières, je fus obligé de le laisser seul au Havre, où il s'embarqua, quelques jours après ma retraite involontaire. Plusieurs mois s'étaient écoulés depuis lors ; je n'avais eu aucune nouvelle de lui, ni de l'issue de ses entreprises agricoles.

« Pouvez-vous me dire ce que fait et où se trouve mon ami Auguste P...? » demandai-je un soir à ma somnambule, après l'avoir mise au courant de nos relations précédentes.

Elle resta longtemps à chercher.

« Oui, dit-elle enfin, je le suis depuis le Havre jusqu'en Amérique. » Elle me décrivit le personnage avec la plus parfaite exactitude ; soit qu'elle le vît dans ma pensée, soit qu'elle le vît en réalité, il n'y avait pas de méprise possible.

« Vous avez bien fait de ne pas vous embarquer dans cette triste affaire. Votre pauvre camarade, fort malheureux, est dans les plus mauvaises conditions d'existence...

— Mais où est-il en ce moment? Le voyez-vous?

— Je ne saurais vous désigner le point géographique, que je ne vois pas. Vous me dites que c'est en Amérique, je n'en sais rien ; je vois une sorte de grand hangar où il est parqué, avec un tas de gens sales et grossiers. Comme tout ce monde-là a l'air pleutre! quelles larges faces! Ce sont des Allemands. »

En effet, nous apprîmes beaucoup plus tard que

notre ami avait eu fort à souffrir de la misère, en compagnie de nombreux émigrants allemands, gens dont le commerce était des plus désagréables.

A ce propos, la mère de mademoiselle Pauline, très-prude d'instinct et d'éducation, me dit qu'elle trouvait inconvenant de ma part d'envoyer une jeune fille dans un dortoir d'hommes.

« Oh! ce n'est pas du tout la même chose, interrompit la voyante. Quand je suis dans l'état où me met mon *maître* (c'est toujours ainsi qu'elle me désignait pendant son sommeil), mon esprit est complétement dégagé de toutes les attaches extérieures, de toutes les formes. Il plane librement et voit les choses d'une façon bien différente. Mon *esprit* n'a ni âge, ni sexe. »

On voit que ces quelques mots renferment tout un système et affirment une doctrine controversée.

Vous comprendrez la profonde émotion qu'ils me causèrent, en songeant que j'étais dans la période de l'incrédulité psychique. A propos du spiritisme, il faudra se les rappeler.

Dans les trois cas précités, somnambulisme naturel, grave maladie et somnambulisme provoqué ont produit les mêmes résultats de clairvoyance, sans la moindre participation des organes de la vue.

Il serait puéril de s'attarder à prouver que nerf optique et rétine, dans ces cas, sont hors de cause.

Il faut rapporter pareils phénomènes aux *forces encore inconnues.*

OBSERVATION IV.

Dans Seine-et-Marne, je fus invité, avec mon beau-frère, à une battue chez un voisin de campagne. Le pays m'était tout à fait inconnu. On nous fit chasser du matin au soir, à travers une série de bois, séparés les uns des autres par des zones cultivées. Il m'eût été impossible de m'orienter dans cette région. Je m'aperçus, en rentrant, de l'absence de ma montre, avec chaîne et breloques.

L'idée me vint d'interroger madame Gabrielle, que j'avais déjà endormie, sans qu'elle donnât des preuves remarquables de clairvoyance. Quoiqu'elle fût en relation avec les propriétaires qui nous avaient invités, elle n'avait jamais parcouru le territoire, ni les bois où l'on avait chassé pendant la journée.

Si mes relations avec mademoiselle Pauline étaient fréquentes à cause de la parenté, celles que j'eus avec madame Gabrielle furent constantes pour la meilleure raison du monde. Depuis notre mariage, j'avais évité d'en faire une bête curieuse à l'usage des badauds.

Cependant le magnétisme ayant procuré du soulagement dans quelques malaises, je l'employais de temps à autre. Cette fois, connaissant l'aptitude qu'ont *exceptionnellement* les somnambules pour retrouver les objets perdus, j'en fis l'essai.

Elle décrivit les bois parcourus, indiquant les arbres sur lesquels j'étais monté. — A la branche inférieure de l'un d'eux, dit-elle, la montre pendait, accrochée par sa chaîne.

— Quant aux breloques, elles sont endommagées en partie, ajouta-t-elle, et un cachet gravé auquel nous tenions beaucoup a disparu.

— Mais on peut le voir aussi bien que le reste?

— Non! il est caché par des feuilles mortes. Vous ne le retrouverez pas, malgré vos recherches. (En parlant au pluriel, elle parlait de son frère et de moi.) D'ici à longtemps, une femme du village, en allant ramasser du bois mort, le prendra, le vendra, et personne n'en entendra parler.

Toutes les somnambules, avons-nous dit, ont le goût de prédire l'avenir sans qu'on le leur demande. Elles se trompent souvent, et exceptionnellement rencontrent le vrai. La faculté de prévision me semble inexplicable. Il ne s'agit pas de probabilités déduites avec calcul et raisonnement. Les voyantes prétendent que les faits éloignés leur apparaissent avec autant de netteté que les événements actuels. Ceci est presque toujours exact lorsque, malades, elles prédisent les faits relatifs à leur santé. Encore une fois, je ne cherche même pas une explication que le spiritisme seul peut donner.

Le lendemain matin, guidé par mon beau-frère, sans lequel je me serais fourvoyé dans les bois, je refis le chemin parcouru, essayant de reconnaître les arbres qui m'avaient servi de perchoir pour tirer des lapins. Les indications de la somnambule étaient si précises, qu'au bout d'une demi-heure, mon beau-frère m'indiquait la montre accrochée à un tronçon de branche brisée. Le cachet avait été projeté au loin ; malgré les recherches les plus minutieuses dans un certain rayon autour du pied de l'arbre, il nous fut impossible de mettre la main dessus. Ce fait confirma l'idée que je m'étais faite de la clairvoyance réelle, mais limitée, dont jouissent les somnambules, idée qui me vint au début, quand Alexis avait si mal lu : *Histoire des Girondins*, dans le cabinet du directeur.

Il est inutile d'ajouter que des expériences de ce genre, faites dans des conditions semblables, anéantissent tout soupçon de charlatanisme, hallucination, simulation, et n'importe quelle autre cause d'erreur. Je ne raconterai pas, par le menu, tous les cas où la faculté de voir et de retrouver des objets a été utilisée pour nous ou d'autres personnes. J'ajoute qu'elle n'est pas constante, et qu'elle est souvent faussée par plusieurs circonstances.

Ce sont : 1° l'idée préconçue du sujet, qui cherche d'après ses prévisions, au lieu de se laisser guider par le sens spécial dont il jouit ;

2° L'idée préconçue du magnétiseur, qui influence le sujet ;

3° L'amour-propre du sujet, qui, poussé à bout, harcelé de questions, ne veut pas avouer qu'il voit mal ou pas du tout, et répond à tout hasard plutôt que de rester muet.

Avis important pour les naïfs qui croient les somnambules d'autant plus infaillibles qu'elles se font payer plus cher.

Les adversaires du magnétisme ont mille fois raison, quand ils disent en plaisantant :

« Pourquoi, sachant ce qui se passe à distance, ne vous servez-vous pas de cette faculté pour édifier votre fortune, en connaissant de loin la cote de la Bourse ? Pourquoi n'économisez-vous pas les frais de police en découvrant tous les crimes ? etc. »

Eh ! oui, toutes ces choses se feraient, et d'autres encore, si la clairvoyance somnambulique était commune, si toutes les somnambules étaient constamment infaillibles.

Mais jamais un homme sérieux n'osera affirmer ces deux faits.

L'abstention est toujours prudente, car nous ignorons ce que l'avenir peut nous révéler.

Vision à travers des obstacles matériels.

Voici un ordre de phénomènes qui dépend du précédent, dont il n'est qu'un cas particulier. Cette vision est même la condition indispensable pour la production de la vision à distance. Pour qu'une personne, étant en Champagne, voie du fond de son lit ce qui se passe en Amérique; pour que d'autres, enfermées dans un salon, distinguent nettement un objet dans un bois, à quelques lieues plus loin, il est évident que le *regard* a dû traverser des murailles. Aussi bien, ne s'agit-il pas du rayon visuel; quand nous disons regard, c'est faute d'expression connue. On inventera certainement un mot approprié à la chose.

Une des expériences les plus usitées par les marchands de magnétisme consiste à bander les yeux préalablement couverts de coton (je n'ai jamais su pourquoi) du somnambule. Cela fait, on lui met entre les mains un objet quelconque, et on lui dit :

« Voyez, voyez ce que contient cette boîte... Lisez cette lettre ou la nn^e page de ce livre qui est scellé. »

L'expérience réussit ou ne réussit pas.

Le gros public y attache une grande importance. En effet, le résultat est immédiat; on peut le contrôler sur un objet matériel, tandis que les clairvoyances à longue portée échappent au contrôle direct.

Avec mes somnambules habituelles, je ne me suis pas souvent amusé à ces enfantillages, sachant que « qui peut le plus, peut le moins ».

Mademoiselle Pauline, madame Gabrielle, et plusieurs autres, m'avaient surabondamment démontré, sans qu'on le leur demandât, qu'elles voyaient à travers les corps les plus opaques.

La dernière, étant dans un état somnambulique provoqué comme simple calmant, vit tout à coup, sur la table de mon cabinet, un livre ouvert; elle m'engagea à le ranger pour que les enfants ne le vissent pas. Les figures anatomiques qu'il contenait auraient pu provoquer une curiosité malsaine et des questions embarrassantes. La chambre où nous étions est séparée de mon cabinet par un étage et trois murailles.

OBSERVATION V.

Un soir, j'eus la faiblesse de vouloir satisfaire la curiosité de plusieurs personnes réunies au salon. Elles ne faisaient pas partie du très-petit cercle d'intimes, parents ou amis, choisis parmi des gens intelligents et instruits.

5.

La conversation tomba sur le magnétisme. Quelqu'un avait entendu parler de la lucidité de madame Gabrielle. On nous demanda une représentation.

Malgré ma répugnance pour ces sortes de mises en scène, je m'exécutai.

A peine avais-je essayé, que les chuchotements, les ricanements commencèrent. On voulut s'assurer, par une série de petits supplices, du sommeil réel de la somnambule. Il fallut constater l'insensibilité, puis la clairvoyance.

On insinua que nous devions être de connivence pour tromper le public.

Des gens qui, cependant, appartiennent au meilleur monde, et, dans les relations sociales, ont les formes de la plus exquise urbanité, se croient en droit de traiter leurs congénères comme des saltimbanques de foire.

Que doit-ce être donc quand ils ont affaire à des salariés?

Toute la politesse extérieure, badigeon conventionnel qui facilite les rapports entre civilisés, tombe, pour faire place à la rusticité native, aussitôt que l'ignorance ou l'encroûtement des préjugés, plus cruel que l'ignorance même, sont battus en brèche.

Pour donner satisfaction à la petite assemblée, il fallut montrer que le sujet pouvait lire dans un livre fermé. On lui banda les yeux. C'était une précaution ridicule, car en cas de sommeil chez elle, le globe oculaire se convulse vers la voûte de l'orbite, si bien qu'en lui ouvrant les paupières, on ne peut voir que le blanc de l'œil.

Un livre, celui des Évangiles, enveloppé dans du papier, ficelé par-dessus le marché, fut remis entre les mains de madame Gabrielle.

On lui dit : « Lisez au haut de la page 90. »

Elle nous avertit qu'elle n'était pas disposée à la lucidité.

« Il faut essayer. » Et l'on insista.

Elle porta le livre sur son front, puis sur l'épigastre, et promena vivement le bout des doigts sur la couverture.

C'est toujours ainsi que procèdent les somnambules.

Que les physiologistes nous expliquent, s'ils le peuvent, comment le mécanisme de la vision s'opère en pareil cas!

« Je ne vois pas clairement, et cela me fatigue. »

Mais on insista d'une façon si persévéramment tyrannique, qu'elle finit par déchiffrer avec peine les mots suivants :

« ÉVANGILE SELON SAINT MATTHIEU » (ce qui formait l'entéte de toutes les pages), et puis : « ...de la justice, et vous n'avez pas cru en lui; mais les publicains et les courtisanes ont cru en lui; et vous, le voyant, vous ne vous êtes point encore repentis pour croire en lui... Écoutez une autre parabole. » Cette lecture, faite avec lenteur et hésitation, paraissait fort pénible.

Je demandai grâce.

On procéda à la vérification. Aucun des mots précités ne se trouvait à la page 90, d'où l'on se hâtait de conclure qu'il y avait hallucination ou supercherie; elle aurait pu citer de mémoire, à tout hasard. Bref, les suppositions malveillantes furent épuisées, jusqu'à ce que le haut de la page 98 fournît le texte énoncé.

Quelques personnes se trouvèrent mal édifiées, parce que le sujet n'avait pas répondu d'une façon exactement conforme aux désirs de l'interrogateur. Il est certain que madame n'est pas de force à posséder par cœur l'Évangile de saint Matthieu, ni monsieur à lui souffler par un procédé magique le passage voulu. Il faut noter que pendant l'expérience, je m'étais tenu à l'écart.

Les personnes qui y ont assisté ont dû emporter la conviction que nous avions *raté* la farce.

Il y a des gens bien difficiles à contenter. Je citerai ici une anecdote assez plaisante, qui me revient à propos des mauvais sentiments qu'inspire le magnétisme.

OBSERVATION VI.

Un magistrat, homme d'esprit et de savoir, que je connaissais depuis longtemps pour l'avoir coudoyé jadis sur les bancs de l'École de droit, se trouvait à dîner chez nous.

— J'ai vu, me dit-il, des séances publiques ou particulières. Personne ne m'a convaincu. Je vous avoue que je ne crois pas au magnétisme.

— Bah! vous ne craignez pas de m'annoncer cette terrible nouvelle!

— Sans plaisanterie, je voudrais avoir, sur cette question, des éléments d'information sérieux; vous pouvez me les donner, puisque vous êtes, dit-on, un magnétiseur expert.

— Eh bien! vous n'êtes pas tout à fait aussi philistin que les bourgeois du milieu ambiant; je vous exposerai mes idées à ce propos. Vous avez raison de vous défier du charlatanisme, mais vous n'avez pas à le redouter ici. Tout essai fait en votre présence peut manquer. L'infaillibilité n'est pas de notre ressort. Il faut pour la réussite certaines conditions qui ne sont pas toujours réunies, conditions de la part du sujet d'abord, de l'opérateur ensuite, enfin de l'assistance. Ce dernier point n'est compréhensible qu'en raison de principes dont nous ne connaissons pas encore la formule. L'assistance, ceci suffit pour le moment, est composée de magnétiseurs sans le savoir, dont l'action inconsciente peut paralyser celle de l'opérateur et nuire au sujet. En attendant, si vous voulez, nous allons essayer, séance tenante, à une condition, c'est que d'un insuccès possible, vous n'alliez pas conclure à la négation de toute puissance magnétique.

Vous allez me voir agir, soit sur madame Gabrielle, soit sur M. Ferdinando (un jeune Italien qui venait quelquefois nous voir et qui était assez sensible à l'action du magnétisme), soit...

— N'allez pas plus loin. Je ne crois qu'aux expériences personnelles. Je veux, moi-même, ressentir l'influence du prétendu fluide. Si vous ne m'endormez pas, je ne croirai jamais au magnétisme.

— Je pourrais, cher monsieur, vous dire que votre croyance ou votre incroyance ne troublent en rien mon repos.

Il faut commencer par vous avouer que vous ne paraissez pas, comme tempérament, devoir être ce que nous appelons un sujet.

Je puis donc me donner beaucoup de peine, en pure perte, avec vous.

La première fois que l'on essaye sur une personne, fût-elle bien disposée, l'effet se manifeste assez lentement.

Vous voulez être *endormi;* vous avez, comme le vulgaire, le grand tort de confondre magnétisation avec sommeil lucide. Celui-ci n'est qu'un cas accidentel et rarissime, résultant du magnétisme proprement dit, dont l'action est beaucoup plus étendue que vous ne le supposez.

Fussiez-vous endormi, ce que je ne crois pas possible, vous ne pourriez pas vous en apercevoir. Enfin, si, par hasard, vous ressentiez un effet quelconque, il ne faudrait pas vous roidir contre lui, car je refuse absolument d'engager une lutte dangereuse et pénible.

Avec toutes ces réserves, je veux cependant bien tenter un essai. N'y mettez ni complaisance ni hostilité. Si, au bout d'un certain temps, vous ne ressentez absolument rien, veuillez m'en avertir, pour m'épargner une fatigue inutile.

Je commençai par l'hypnotisation au moyen de la fixité du regard, et les passes exclusivement céphaliques.

Il disait de temps en temps :

— Vous ne faites rien du tout. J'ai bien raison de ne pas croire au magnétisme.

Je poursuivis pendant quelques minutes sans résultat. Cependant, persuadé qu'une force ne se perd jamais dans la nature, j'avais agi ; cette action devait se manifester. En effet, j'avais déplacé une certaine quantité de ce que nous appelions, et, faute de mieux, appelons encore *fluide*.

Celui-ci, en raison de lois inexorables comme celles de la physique, devait je ne sais où, ni comment, mais devait fatalement agir. Une cause étant donnée, l'effet en résulterait.

Madame Gabrielle s'était endormie dès les premières passes, et Ferdinando commençait ses bâillements nerveux en clignant de l'œil.

Une idée me vint alors, celle de transmettre au sceptique le fluide dont madame Gabrielle était saturée.

— Vous avez raison, je renonce à vous endormir, dis-je au magistrat; contentez-vous de donner la main à madame pendant quelques instants.

Au bout de trois minutes à peine, la tête de notre magistrat mécréant tomba tout doucement sur la table.

Je m'étais hâté de dégager les deux autres personnes.

Il fallait savoir si le sommeil n'était pas naturel. L'insensibilité fut constatée; on secoua le dormeur, on le chatouilla, on le pinça, on lui fit un bruit infernal aux oreilles ; toutes choses qu'il subit avec l'impassibilité d'un chien de porcelaine.

J'essayai de le faire parler, sans obtenir autre chose que des grognements inintelligibles. La lucidité, en pareil cas, eût été tout à fait surprenante.

Après un quart d'heure ou vingt minutes de cet exercice, j'éveillai notre homme, qui se frotta les yeux et dit :

— Vous voyez bien que vous ne me faites rien du tout. Je ne crois pas au magnétisme.

L'hilarité des assistants (il y avait quelques personnes, en dehors de celles que j'ai nommées) lui parut inexplicable et déplacée.

Il affirma n'avoir pas perdu connaissance un seul instant. En vain on lui montra les traces de nos ongles sur ses mains. Il prétendit s'être écorché antérieurement, et partit en répétant que jamais il ne croirait au magnétisme.

Tous les sujets lucides que j'ai connus voyaient à travers les obstacles matériels, mais, à la façon d'Alexis, voyaient sans que ce fût toujours le point précis à eux désigné.

Ceci m'amène à dire un mot des expériences publiques, principalement de celles qui ont lieu d'une façon officielle, pour défendre, devant un tribunal de savants, la cause du magnétisme.

Ces sortes d'épreuves ont presque toujours été malheureuses. Le contraire m'étonnerait. Quoique M. Yung affirme (proposition quatorzième) que la cause des phénomènes réside, non pas dans le magnétiseur, mais dans le magnétisé, on ne peut nier l'influence, favorable ou non, du premier sur le second. Il détermine les conditions voulues pour la manifestation du fait magnétique. Si, au lieu d'être un homme, il pouvait agir comme une simple machine, les choses se simplifiraient. Nous ne sommes que des manivelles, disait Puységur. Soit, mais des manivelles intelligentes et sensibles. Le magnétiseur a de l'amour-propre, est excitable, nerveux, susceptible, colère.

En supposant que dans une expérience publique, il puisse isoler le sujet, le soustraire aux impressions qui lui seraient personnelles, en lui faisant ignorer qu'il est devant le public (résultat facilement obtenu), il ne peut pas, lui-même, échapper aux mêmes influences.

Devant cette foule de personnes dont le savoir incontesté, dont la haute compétence et la position officielle lui causent une certaine intimidation, dont la malveillance ironique l'irrite, sans qu'il ose manifester ses impressions, ses facultés seront paralysées. Or, quelle que soit la clairvoyance du sujet, comme le magnétiseur lui transmet forcément son trouble, son émotion, cette clairvoyance sera atténuée. S'il hésite, il hésitera. Les émotions de l'opérateur se traduisent par une souffrance du sujet. Nous avons dit que les somnambules ont de l'amour-propre, ce qui les porte à ne pas vouloir ignorer; quant au magnétiseur, mis sur la sellette, il veut, quand même, faire briller son sujet; de l'instrument momentanément faussé, il veut, pour l'honneur de la cause, tirer des sons justes.

— Je ne vois pas, dit le sujet.

— Tant pis, il faut voir, je vous l'ordonne!

Et il accumule des passes rageuses qui augmentent le désarroi.

Bien souvent, impatienté, quoique ce fût dans des cercles moins imposants que ceux dont je parle, j'envoyais aux cinq cents diables les fâcheux, tout en opérant silencieusement.

Dans ce cas, Pauline, Gabrielle et d'autres me disaient : « Cessez, vous me faites souffrir et vous m'empéchez de voir. » Un autre obstacle à la constatation des faits est le sans gêne des examinateurs. Ils ne connaissent pas plus que nous, d'ailleurs, l'essence même du magnétisme, qui a ses bizarreries, ses caprices apparents, bizarreries et caprices qui seront explicables quand nous connaîtrons les lois.

En attendant, la somnambule sait ce qu'elle dit lorsqu'elle annonce qu'elle sera lucide le lendemain à trois heures. Si les contrôleurs arrivent à quatre, ils constatent l'insuccès le plus complet, et rédigent un mémoire fort savant, en vertu duquel le magnétisme est condamné comme chimérique.

Ajoutons enfin qu'il y a malheureusement des charlatans plus ou moins habiles. Voir des charlatans partout et toujours serait une profonde injustice à laquelle on est trop enclin. Ces différentes causes expliquent la malheureuse issue des expériences officielles.

Elles expliquent surtout la stagnation du magnétisme, qui, depuis tant d'années, n'a pas fait de progrès sensibles.

M. Yung admet très-bien l'anesthésie et surtout l'*hyperesthésie*, qui donne aux sens une acuité anormale... « Il y a une limite nécessaire à cette hyperesthésie, et il serait absurde de conclure de ce qu'un somnambule entend à une distance de quelques mètres, il doive pouvoir le faire à une distance cent ou mille fois plus grande, et de ce qu'il aperçoit des objets, de ce qu'il peut lire dans une demi-obscurité, il doive pouvoir distinguer ce qu'on lui montre à travers un mur ou un épais bandeau. Nous ne devons jamais, en science positive, nier *a priori* la possibilité d'un fait attesté par un grand nombre de personnes, quelque extraordinaire qu'il nous paraisse ; mais nous devons exiger la plus grande sévérité et l'esprit critique le plus sérieux dans la démonstration que l'on nous fournit de ce fait. » (*Le Sommeil,* etc., p. 92.)

Après avoir posé ce principe d'équité, l'auteur, quelques pages plus loin, attribue à l'hallucination ou à la supercherie la vue à distance et à travers des corps opaques. Quelle inconséquence !

Il nie formellement la possibilité du fait.

J'affirme non moins formellement cette possibilité.

Je pense que, fidèle à son précepte, il n'a pas voulu nier *a priori*. Qu'il interroge donc de nouveau, les faits positifs avec tout le luxe de sévérité critique qu'il voudra ; s'il persiste dans sa négation, nous serons obligé de croire qu'il a volontairement fermé les yeux.

OBSERVATION VII.

Tous les magistrats ne sont pas de la force de notre ami Chabert. Un substitut du procureur impérial, dans la petite ville près de laquelle nous habitions, voulut se faire donner des renseignements sur sa famille.

Il était originaire de Riom, qui pour nous représente une simple expression géographique.

L'interrogateur fut surpris de l'exactitude minutieuse avec laquelle la somnambule décrivit sa maison natale et les personnes qui s'y trouvaient.

Si, comme l'affirme M. Yung, on ne peut pas *voir à distance*, comment, à moins d'une révélation surnaturelle, expliquer les faits précités dont l'authenticité est indéniable ?

Récapitulons-les : mademoiselle Honorine et

mademoiselle Clémence, sans magnétisation, l'une en état de somnambulisme naturel, l'autre dans le délire d'une maladie mortelle, voient un naufrage et un assassinat.

Mademoiselle Pauline, magnétisée, voit un inconnu en Amérique.

Madame Gabrielle, magnétisée, voit un objet perdu.

La même voit une maison et une famille en Auvergne.

Si elles n'ont pas *vu* les objets ou les personnes en réalité, il faut mettre leur vision sur le compte des hallucinations maladives, qui jouent, selon M. Yung, un grand rôle dans les phénomènes de cette nature.

L'hypothèse disparaît en face de ce fait très-simple que les hallucinées ont vu des choses réelles.

On peut recourir à une autre explication : Elles n'ont peut-être pas vu les objets ou les personnes, mais la pensée du magnétiseur.

Ceci peut s'appliquer au troisième cas et au dernier. Dans les deux premiers, il n'y a pas de magnétiseur. Dans le troisième, celui-ci, sachant où il avait perdu la montre, ne se serait pas amusé à endormir une somnambule pour la lui demander. Ceci nous amène à constater la faculté de la pénétration de la pensée. Peut-être madame Gabrielle n'a-t-elle pas vu la maison et les parents de M. le substitut à Riom, mais l'image de cette maison et de ses parents dans l'esprit de l'interrogateur.

Le mot *Puységurisme* peut se substituer avantageusement à celui de somnambulisme artificiel. C'est à M. de Puységur que l'on doit les recherches les plus instructives sur le sommeil provoqué par l'action mesmérienne.

CHAPITRE II

PÉNÉTRATION DE LA PENSÉE.

M. Yung doit nier cette faculté pour être conséquent avec le système de son école, car aucun sens ne peut nous communiquer la pensée d'une autre personne. Aussi les faits de ce genre sont-ils, ou écartés, ou mis sur le compte de la simple jonglerie et d'erreurs involontaires.

Le phénomène est cependant constatable, et l'on a pu voir combien les somnambules peuvent errer, influencés qu'ils sont par le magnétiseur ou le consultant.

Il m'est arrivé souvent, d'être confus et géné par la clairvoyance de somnambules ressentant des impressions ou devinant des sentiments que j'eusse voulu leur cacher. Comme il s'agit de personnes dans le commerce desquelles je vivais, la chose peut s'expliquer par l'habitude de la communauté d'idées.

Observation VIII.

Pour éviter cette cause d'illusion, j'ai tenté d'expérimenter sur une personne qui m'était complétement inconnue.

Un industriel exhibait alors à Paris certaine somnambule, mademoiselle Virginie, Marguerite ou je ne sais quoi, dont on disait merveille. Elle connaissait le passé, le présent, l'avenir, comprenait toutes les langues, et, surtout, devinait les pensées les plus secrètes. Bref, elle possédait les qualités merveilleuses qui sont attribuées aux esprits de lumière. Les séances se tenaient dans une grande salle sur les boulevards.

Tous les curieux invités à monter sur l'estrade pouvaient juger de sa lucidité en se mettant en rapport avec elle.

On n'avait qu'à lui donner la main et concentrer sa pensée sur un objet quelconque ; elle vous disait clairement, en la suivant, quel était cet objet.

C'est ainsi que je vis plusieurs messieurs l'interroger tacitement. L'un d'eux pensait à un assassinat, à un duel dont il aurait été témoin ; un autre la faisait assister à quelque scène de bataille, de naufrage ou d'incendie. Les descriptions de la voyante parurent convaincre pleinement les consultants de sa lucidité. Ils dirent aux spectateurs qu'ils avaient effectivement rappelé le souvenir de scènes tragiques et mouvementées.

Je ne néglige aucune occasion de vous répéter que, ne croyant plus au surnaturel, je ne voulais pas me laisser tromper par des jongleurs.

Ces messieurs, que je ne connaissais pas, pouvaient très-bien être des compères, amis et complices des comédiens qui s'amusaient à nos dépens.

« Il n'est pas nécessaire, nous dit alors le barnum, d'entretenir la somnambule exclusivement de sujets terribles et sinistres. Je dirai qu'au contraire vous la fatiguez en lui occasionnant des émotions pénibles, car elle ressent la terreur et l'angoisse provoquées par de pareilles images. Elle peut rire aussi, si vous lui communiquez des impressions joyeuses. »

Je voulus essayer à mon tour ; conformément à l'avis, ce fut un souvenir gai que j'évoquai intérieurement, en me reportant à un pays éloigné et à quelques années en arrière.

. . . .

J'assistais à un festin offert par les officiers de l'escadre anglaise.

Les conversations particulières ou générales, soit à voix basse, soit sur le ton aigu, se mélaient au cliquetis des verres ; le tout formait un brouhaha polyglotte, un bourdonnement confus, sorte de basse dominante sur laquelle éclatait, vibrant et sonore, un appel aux toasts : « *Hear! hear!* » puis arrivait le refrain : « *Hip! hip! hurrah!* »

Avec mon voisin, un grand midshipman écossais, criblé de taches de rousseur, nous échangions les plus chaudes protestations d'amitié, les confidences les plus intimes, sans trop nous comprendre, ni savoir de quoi nous parlions.

Tout à coup, il s'affaissa et plongea sous la table, foudroyé par l'alcool.

Il m'avait jusqu'alors dérobé la vue du commandant anglais, faisant le rôle d'amphitryon.

Cette figure m'apparut sous le dais formé par les drapeaux, fraternellement inclinés l'un vers l'autre, des deux nations.

L'homme, gigantesque, se dressait dans cette roideur particulière aux ivrognes, que le sentiment de la dignité et de l'amour-propre maintient au bord de la chute imminente.

Son attitude avait quelque chose de particulièrement comique, par son contraste avec l'abandon de la plupart des autres personnes.

Les yeux, hébétés, clignotaient nerveusement; la face était devenue d'une pâleur livide. Il se tenait figé dans l'immobilité hiératique d'une idole.

La vie, paraissant abandonner les autres traits de sa physionomie, se réfugiait tout entière dans le nez, un nez prépondérant, tout rouge sous un inextricable lacis d'anastomoses bleuâtres.

Ce nez émergeait comme un rocher de rubis sur une plaine de neige.

A travers les vapeurs du porto, du sherry, du punch, du wiskey et du gin, le nez m'apparaissait toujours scintillant, phare dans les brumes lointaines.

. . . .

Je ne dis pas un mot à la somnambule, mais à cette vision du passé j'essayai de donner, dans mon esprit, la netteté lumineuse d'une photographie réussie.

« Oh! quelle drôle de trogne! quelle trogne, quelle trogne, mon Dieu! » s'écria la voyante, au bout de quelques instants. Son rire presque convulsif avait quelque chose de si entraînant que l'assemblée, de confiance, partagea l'hilarité.

Cette fois, je dus m'avouer parfaitement convaincu. A la faculté, inexplicable par le jeu de l'organisme, de voir ainsi dans la pensée d'autrui, doivent se rapporter les prétendus faits de polyglottisme somnambulique.

Loin de nous la pensée de nier toute possibilité de possession démoniaque, mais il ne faut recourir aux explications surnaturelles qu'après avoir épuisé celles qui nous sont données, sans sortir de l'organisme humain.

Les convulsionnaires ou possédés étaient jetés violemment à terre, se tordaient et prenaient des positions invraisemblables; celles de Loudun parlaient l'hébreu, le latin et le grec. C'était, du moins, le démon qui par leur bouche s'exprimait ainsi, et parfois, comme il a été constaté, il commettait de lourdes bévues, des barbarismes dignes des plus sévères *pensums*.

Il faut admettre que les pauvres femmes hystériques, atteintes de chorée, ou dans tout autre état de maladie nerveuse, se trouvaient dans la situation voulue pour la manifestation des phénomènes somnambuliques.

Il est très-admissible qu'en pareil cas, pénétrant la pensée de l'interrogateur exorciste, pouvant d'ailleurs se rappeler quelques bribes des langues mortes et principalement du latin des offices, elles aient employé ces langues pour répondre.

Elles se conformaient inconsciemment de la sorte au désir de l'exorciste, devenu magnétiseur avec la même inconscience.

Certains auteurs prétendent que les somnambules ont des connaissances qu'elles n'ont pas acquises dans l'état normal, et partant qu'elles peuvent comprendre et parler des langues à elles inconnues.

Étendant cette merveilleuse faculté, on leur reconnaît une grande pénétration pour le diagnostic des maladies et une quasi-infaillibilité dans la guérison de celles-ci.

Je n'en crois rien. Il me semble difficile qu'une personne ignorante en sache plus long qu'un homme ayant consacré cinq ou six ans à l'étude et toute une existence à la pratique d'un art spécial.

L'illusion s'explique en pareil cas par la pénétration de la pensée dont nous constatons la possibilité et dont j'ai cité des exemples.

Toutes les personnes par moi endormies m'ont parlé leur propre langue, soit français, italien ou un patois local. Elles ne semblaient même rien comprendre à des paroles adressées en langue étrangère. Mais, si je m'étais appliqué à cet exercice, je ne doute pas que les mots pour elles incompréhensibles n'aient acquis un sens, si je l'avais formulé clairement dans mon esprit.

Un autre industriel prétendait aussi que son somnambule (il s'agissait cette fois d'un jeune homme) comprenait et lisait couramment toutes les langues. Je m'amusai à écrire mon nom, tant bien que mal, au moyen de caractères turcs.

« C'est de l'hébreu, dit le sujet, les voyelles sont mal indiquées. »

Évidemment, il parlait au hasard. Je recommençai l'expérience ; pour la faciliter, je mis les caractères français sous les signes turcs à peu près correspondants, en omettant nécessairement les voyelles, puisqu'elles ne peuvent être representées. Seulement, l'*a* est figuré par un *élif*, et l'*i* est identique avec le *ya*.

J'écrivis donc :

Ra	Kief	Ya	Ra	Elif	Mim	Dal	Noun	Ra
truo	c	i	r	a	M	ed	én	eR

Il persista à affirmer que c'était de l'hébreu, et que les lettres françaises n'avaient aucune signification.

« Vous n'avez qu'à lire à l'envers, et vous aurez le nom en toutes lettres. »

Le magnétiseur intervint pour dire qu'on se moquait de son sujet, et qu'on le fatiguait mal à propos.

Voulant cependant avoir une conviction, je fis une nouvelle épreuve ; j'écrivis une phrase en italien qui fut lue couramment et traduite en français. Il est bon d'ajouter que, on me l'apprit ensuite, le jeune prodige était originaire de Turin.

Sa lucidité ne dépassait pas celle de tous les sujets qui lisent avec un bandeau sur les yeux ; sous l'influence de son exploiteur, il essayait de tromper le public, se croyant peut-être lui-même doué de la faculté si solennellement annoncée.

CHAPITRE III

CAS DE PRÉVISION.

Nous avons dit que dans le système de l'école à laquelle appartient M. Yung, la vue à distance, la pénétration de la pensée doivent être niées. Il en est de même de la prévision.

Cependant les somnambules annoncent souvent les événements futurs, et *parfois* leurs prophéties se réalisent. J'ai soin de souligner *parfois,* car si j'en juge d'après mes expériences, généralement ils se trompent, à moins qu'il ne s'agisse de leur propre santé.

Il m'est impossible de comprendre comment la faculté de prévision, le don de la prescience qu'en philosophie on considère comme des attributs de Dieu, peuvent appartenir, même rarement et momentanément, à un homme endormi.

Les étonnements et les incrédulités ne peuvent détruire un fait, et ce fait existe. Des auteurs, entre autres le Dr Teste, en citent des exemples frappants. J'en relaterai un du même genre qui nous a impressionnés singulièrement, en raison des circonstances où il s'est produit.

OBSERVATION IX.

Un soir, en revenant de Paris, je trouvai notre hameau en grand émoi. La veille, un incendie s'était déclaré dans la maison des parents de mademoiselle Pauline. Cet accident était-il dû à l'imprudence ou à la méchanceté? Fallait-il en accuser un habitant de la maison ou un étranger?

Sur l'invitation des intéressés, j'endormis mademoiselle Pauline, qui, sans se faire prier, répondit aussitôt.

— Ce n'est personne de la maison. Je vois un homme brun, d'une quarantaine d'années, vêtu d'une blouse, mais plus soigné qu'un simple ouvrier.

— Le connaisssons-nous?

— Peut-être.

— Quel a été son mobile? Était-ce un acte de vengeance? Voulait-il voler?

— Je ne puis vous répondre.

— Où est-il en ce moment?

— A quelques lieues d'ici, sur la route d'Amiens.

— Donnez-nous des renseignements plus précis.

— Je ne puis pas.

— Vous ne voulez pas?

— Cela revient au même.

— Vous comprenez cependant que vous ren-
driez service à votre famille.

— Je le sais bien, mais je ne le ferai pas.

— Notre devoir n'est-il pas de prévenir la police?

— Vous ne préviendrez personne.

— Mais enfin, quel intérêt avez-vous à protéger,
comme vous paraissez le faire, un malfaiteur dangereux?

— Ceci ne regarde que moi.

Pressé par les parents, j'essayai d'obtenir des
éclaircissemeuts plus précis, en employant toute
la force de la volonté ; les magnétiseurs, disent
quelques-uns d'entre eux, doivent obtenir *tout* ce
qu'ils veulent exiger impérieusement de leurs sujets.

Ce soir-là, nous vimes combien cette prétention
est mal fondée.

Mademoiselle Pauline subit, avec l'impassibilité la plus sereine, une sorte de longue question
morale ; elle se bornait à dire :

— Vous saurez ce que je voudrai vous laisser
savoir, et pas davantage. Vous avez beau m'interroger, adroitement ou brutalement, peu m'importe ; je ne vous dirai rien sur l'incendiaire, si ce
n'est qu'il reviendra, et que personne ne mettra la
main dessus.

Il fallut renoncer à l'enquête pour écouter les prédictions.

— Le feu, continua la somnambule, sera mis de nouveau chez nous, par le même personnage, que je vois toujours et que l'on ne connaîtra jamais.

— Dites alors ce que vous croyez pouvoir nous révéler.

— Eh bien! d'ici à quelques jours... et plus précisément, mercredi soir, vers huit heures (nous étions au samedi), on s'apercevra d'une nouvelle tentative d'incendie; elle n'aura pas de suite. A partir de cette époque, l'incendiaire nous laissera tranquilles; mais jamais personne d'entre nous (elle revint à plusieurs reprises sur cette affirmation), jamais personne ne soupçonnera le véritable auteur de ces deux méfaits.

On traita de rêverie ou de simple badinage cette prédiction si claire; j'avoue que je n'y attachai pas non plus grande importance. Cependant l'événement en confirma la justesse.

Nous étions au salon chez madame *** le soir du mercredi. On essayait autant que possible de cacher à Pauline ses facultés somnambuliques; à l'état de veille, nous n'y faisions pas allusion.

— Ta prédiction ne s'est pas réalisée, lui dit tout à coup sa mère, en regardant la pendule qui venait de sonner huit heures. Tu nous contes des histoires pour nous amuser, lorsque tu dors.

La jeune personne fut très-étonnée en apprenant tout ce qu'elle avait dit le samedi précédent.

— Oui, continua la mère ; nous avons pris toutes les précautions possibles pour que personne ne s'introduisît dans la maison. Malgré les recherches les plus actives, nous n'avons vu ni un étranger, ni le moindre indice d'incendie.

Madame ***, qui ne semble pas avoir des notions bien justes sur les phénomènes somnambuliques, voulait rendre sa fille responsable des erreurs commises dans son sommeil.

Pendant qu'elle récriminait, le domestique apparut, fort agité et décontenancé, en disant :

— Madame, le feu est au grenier ! Nous avons cependant fait bonne garde aujourd'hui et tous les jours de la semaine. Nous n'avons vu personne s'introduire dans la maison, personne dans les escaliers. C'est à n'y rien comprendre.

Le feu était allumé dans le grenier avec quelques morceaux de menu bois et bûchettes qui semblaient ramassés à la hâte.

On s'en rendit maître au bout de quelques instants.

Voilà le fait, qui est toujours demeuré pour nous profondément mystérieux. Il y a cependant une explication. Les gens très-malins ne manqueraient pas de s'en emparer.

Mademoiselle Pauline, étant une jeune personne

gaie, a voulu mystifier son entourage ; pour cela, elle a soudoyé les domestiques qui ont eux-mêmes allumé le feu, afin de préparer un joli coup de théâtre.

De certains faits incompréhensibles, les adversaires du magnétisme donnent des explications qui ne valent pas celle-là.

De ce qui précède, nous pouvons conclure que des notions exactes sur les phénomènes extérieurs peuvent, exceptionnellement, nous être données sans le secours des organes des sens. Au moyen d'un mécanisme inconnu, des personnes en état de somnambulisme, ou naturel, ou provoqué par la maladie, l'hypnotisation, les agissements des magnétiseurs, ont *vu* ce que le mécanisme de la vision ne pouvait leur faire voir.

La pénétration de la pensée et la prévision sont deux ordres de phénomènes constatés, dont l'organisme humain, tel que nous le connaissons, ne peut nous donner l'explication. Si de la vue nous passons à l'ouïe, au goût, à l'odorat, au tact, nous rencontrons de nouveaux faits.

Pour l'odorat et le goût, qui ne sont, en réalité, que les perfectionnements localisés du sens du tact, nous avons enregistré plusieurs observations.

Si l'on fait voyager son sujet dans un pays très-chaud ou très-froid, il accusera une souffrance. Ressent-il réellement l'impression douloureuse causée par la température extérieure, de même qu'il *voit* à des distances infinies et à travers des obstacles? ou bien n'est-ce qu'une simple illusion causée par le magnétiseur?

Ainsi, bien souvent, mademoiselle Pauline ou madame Gabrielle m'ont décrit des logements que j'avais occupés en Italie et ailleurs, en spécifiant l'impression de chaleur qu'elles ressentaient. De même, on peut, en rappelant le souvenir d'un air de musique, celui d'une odeur, d'un contact agréable ou non, transmettre au sujet la sensation ressentie.

Ces faits rentrent dans la pénétration de la pensée dont il a été question plus haut.

Pour l'ouïe, il y a autre chose. Des somnambules affirment qu'ils *entendent*, à distance, des conversations. Ici, la constatation est plus difficile que pour la vision ; aussi n'oserai-je rien affirmer.

Il y a plus, cependant. Une personne mise dans un état de complète insensibilité, soit par la maladie, soit par le magnétisme, n'entend absolument rien, quand on lui adresse la parole à l'oreille. Mais qu'on lui parle sur l'épigastre, elle entendra et répondra. Le fait, affirmé par le docteur Teste, m'a paru curieux, et j'ai pu le voir se reproduire à volonté, rarement, il est vrai, mais je l'ai vu.

Il y a analogie entre ce phénomène et celui de

la vue sans les yeux. Pas plus que la rétine et le nerf optique, les organes de l'oreille ne sont affectés en pareil cas.

Le tympan, les osselets, les membranes restent parfaitement en repos. La trompe d'Eustache, les fibres de Corti et toutes les pièces si compliquées de l'appareil auditif sont bien indépendantes du phénomène. Y aurait-il illusion, fausse perception, comme dans le cas des bourdonnements d'oreilles? Une fibre nerveuse aurait-elle été mise en vibration autrement que par un son externe?

Soit, mais alors l'hallucination de l'ouïe n'est pas admissible, puisque la personne a réellement entendu ce que l'on disait.

Donc, pour l'ouïe comme pour la vue, des perceptions peuvent nous être fournies en dehors des organes des sens, proposition que nous voulions démontrer en l'opposant à celle de l'auteur.

CHAPITRE IV

UNE LETTRE DU DOCTEUR ***.

Un de nos amis, directeur d'un établissement fort important, ce qui le met à même de multiplier et varier les expériences à l'infini, fut consulté au sujet du magnétisme. Dans une première lettre, qu'il faudra citer au chapitre des expériences philanthropiques, il me parla de ses procédés magnétiques et de leurs résultats.

Je lui soumis les conclusions du chapitre précédent, au sujet des expérimentations de curiosité ou d'étude. Voici ce qui vient de m'être répondu. Il est fâcheux qu'un *veto* formel s'oppose à la divulgation du nom de ce médecin. Ce scrupule indique la persistance du parti pris d'hostilité de la part de ses confrères vis-à-vis du magnétisme.

R..., 24 avril 1883.

Cher Monsieur, etc.

Vous me demandez si les notions d'ordre matériel sur le monde extérieur, les faits perceptibles au moyen de la vue, de l'ouïe, du tact, etc., sont *toujours* transmises par les organes des sens.

D'après tout ce que j'ai constaté, je puis répondre avec certitude : Non.

Il existe, en effet, dans certains états morbides, soit dans certaines formes de l'hystérie, une acuité des sens extraordinaire qui, d'après mes observations, se porte plus spécialement sur l'organe de l'ouïe et qui permet aux malades d'entendre à de grandes distances des sons très-faibles. Qui de nous n'a été en présence de faits semblables? Souvent, lorsque vous parlez bas dans la chambre d'un malade, vous êtes fort étonné en vous apercevant qu'il a entendu vos paroles, alors qu'il vous semblait de toute impossibilité qu'il pût les entendre.

En se reportant aux phrases de M. Yung citées plus haut, on verra que cette hyperesthésie accidentelle est pour lui une des explications des faits magnétiques. Tel n'est pas l'avis de notre docteur, qui continue :

Ce sont là des phénomènes très-intéressants en eux-mêmes, mais qui n'ont rien à voir avec le sujet qui nous occupe, si ce n'est qu'ils se rencontrent sur le même terrain morbide. Comme je vous le disais, cette faculté exagérée des sens se porte, dans ce cas, plus spécialement sur l'ouïe, tandis que dans le magnétisme, les faits sont plutôt observés au point de vue de la vision, c'est-à-dire de ce que les sujets voient.

Je n'ai jamais remarqué que les yeux fussent d'une utilité quelconque aux sujets magnétisés (ou du moins dans leur mode de fonctionnement habituel, c'est-à-dire en étant directement influencés par les rayons qui en traversent les milieux et viennent se condenser dans la rétine), pour voir, lire, écrire, travailler, etc.

Je veux vous signaler ici, en passant, un fait que vous aurez sans doute observé vous-même. Cherchez à voir, en fermant les yeux, les traits d'une personne que vous n'avez pas vue depuis quelque temps. L'excitation de la rétine se fixera, cette fois, en sens inverse; elle viendra du cerveau et de là retournera à ce dernier. Dans cette expérience, vous voyez réellement; l'image est fugitive, mais elle n'en existe pas moins. Ceci n'est évidemment que très-secondaire dans la question qui nous occupe, mais peut avoir aussi son intérêt.

Mon opinion est donc que les sujets sous l'influence du magnétisme voient sans le secours de leurs yeux. Comment voient-ils? Je n'en sais rien; en les pressant de questions à ce sujet, je n'ai jamais pu obtenir d'autre réponse que : « Je vois, voilà tout ce que je puis vous dire. »

J'avais, l'an dernier, une malade qui pendant son sommeil lisait, écrivait, et faisait des travaux à l'aiguille qu'elle ne savait pas faire étant éveillée.

Ce dernier trait, affirmé par plusieurs magnétiseurs, m'a toujours profondément surpris. Je n'ose pas le nier, bien que je n'en aie jamais été témoin. Le caractère de mon correspondant m'interdit tout doute à l'égard de sa véracité. Peut-être ai-je tort d'être aussi sceptique en face des somnambules faisant de la médecine ou parlant des langues inconnues.

Notre ami n'est, je puis l'affirmer, nullement suspect de mysticisme ou d'hallucination. Aussi devons-nous le croire sur parole, lorsqu'il raconte des faits dont je n'aurais, dans mon extrême réserve, ma défiance de moi-même, pas osé admettre la certitude. Je me permets, toutefois, une observation qui a de l'importance. Son sujet peut exécuter, endormi, certains travaux d'aiguille qu'éveillé il aurait eu de la peine à faire. Mais ces travaux (il s'agit peut-être de broderie ou de tapisserie), si compliqués qu'ils soient, ne doivent pas lui être inconnus. Le somnambulisme peut lui communiquer une activité supérieure, une plus grande habileté manuelle, sans lui infuser une notion qui n'existerait pas antérieurement dans son

esprit. On voit qu'il y a ici une distinction sérieuse
à établir.

*Pendant qu'elle écrivait, ses yeux étaient fixés
dans la direction de son papier, mais dans une immobilité qui ne lui permettait pas de suivre les évo-
lutions rapides de la main. Après l'avoir observée
ainsi, j'interposai un corps opaque entre ses yeux et
son papier, sans que pour cela elle s'arrêtât un
seul instant d'écrire, et même sans s'apercevoir le
moins du monde qu'il y eût un changement dans la
situation. J'ai répété cette expérience à maintes reprises, et toujours avec le même succès.*

*Étant avec un de mes amis, médecin comme moi,
auprès d'un sujet magnétisé, je lui demandai ce que
faisait en ce moment telle personne. « Il joue au
piquet à la ... » J'envoyai mon ami pour vérifier le
fait; il se trouva que le renseignement était inexact;
la personne en question était assise à une table de
jeu, regardant deux autres personnes qui, en effet,
faisaient une partie de piquet.*

*Quoique incomplétement exact, ce fait n'en est
pas moins concluant. Je vous ai signalé celui-là,
quoique j'en aie bien d'autres à ma disposition, précisément parce qu'il y a une petite erreur de vision.
J'ajoute que mon ami et moi ignorions absolument
où était la personne au sujet de laquelle nous interrogions la malade.*

La légère inexactitude de la voyante s'explique comme celle d'Alexis et tant d'autres que nous avons pu constater d'une façon très-simple. Elle a vu un monsieur attablé avec des personnes qui jouent ; elle a conclu, sans examen plus approfondi, que lui-même tenait les cartes. Pareilles erreurs partielles devraient, comme je le dis plus haut, convaincre les incrédules de la bonne foi des voyants. Si ceux-ci trichaient à l'aide du compérage, ils ne se tromperaient jamais.

A mon avis, les sujets magnétisés acquièrent par ce fait un SENS UNIQUE, *supérieur aux nôtres, et qui les comprend tous. On lui a donné le nom de double vue, mais cette dénomination rend très-imparfaitement ce qu'elle prétend exprimer.*

Voilà une affirmation très-nette et des plus précieuses à enregistrer. Rapprochons ce *sens unique des forces encore inconnues* dont M. Yung ne rejette pas l'existence possible, tout en trouvant, je ne sais comment, qu'il est antiscientifique d'en tenir compte.

Ce que vous nommez la transposition des sens n'est que de la jonglerie à l'usage des charlatans qui veulent amuser leur public. Vous pouvez très-bien faire lire dans un livre fermé, sans que le sujet le touche du doigt, ou que vous le lui placiez sur l'épigastre ou tout autre endroit. Je veux vous en donner un exemple.

Il fallait trouver un moyen pour convaincre un membre de la famille, qui se refusait à croire aux effets du magnétisme. Le moyen imaginé fut le suivant : répondre à une lettre de cette personne sans l'ouvrir et sans l'avoir eue entre les mains.

C'est ce qui fut fait avec le plus grand succès. Il n'y a donc pas là ce que l'on peut nommer transposition des sens ; la malade a vu, par le moyen d'un sens que nous ne connaissons que par ses effets, et dont le mécanisme nous échappe complétement.

J'abandonne volontiers comme inexact et douteux le mot *transposition des sens,* employé par divers magnétiseurs, entre autres le docteur Teste ; mais je garde le fait sur lequel il faut nous entendre. Point n'est besoin, je le sais parfaitement, qu'un somnambule touche ou voie un objet pour se rendre compte de sa nature.

Toutefois, en dehors de toute mise en scène à l'usage du public qui veut du merveilleux quand même, et de l'industriel qui veut gagner sa recette, il y a les agissements du somnambule à étudier.

Or, vous avez observé que celui-ci, spontanément, quand on lui présente un livre, le regarde, quoique ses yeux soient bandés ou fermés, l'interroge du bout des doigts et le flaire ; parfois, sur un objet, il mettra l'extrémité de la langue, tentatives inutiles, inconséquentes, puisque généralement toute sensibilité est évanouie.

Puis, l'objet en question sera posé sur le front, la nuque ou l'épigastre. C'est après expériences réitérées qu'il juge de l'inutilité des organes matériels et recourt au sens inconnu dont le résultat est ce que nous appellerons l'*omniperception* ou la *panesthésie,* dont la faculté de voir à distance, ou *téléopsie,* est une conséquence.

Essayons d'analyser le phénomène.

L'état somnambulique n'apporte pas tout de suite, à celui qui le subit, la révélation de ses facultés.

On lui dit : « Voyez. » Il essaye de voir ; l'ordre, partant du cerveau, se transmet par le nerf optique qui ne rend rien, puisque aucune image ne s'est formée sur la rétine. Il y a cependant eu un effort qui se traduit par une fatigue, un picotement douloureux, comme celui que l'on éprouve en fixant un objet vague et lointain, ou tout au contraire un objet presque microscopique.

Interrogez vos sujets au début de leur clairvoyance, ils accuseront presque toujours cette sensation pénible.

Poursuivons l'analyse. Quel est le sens qui remplace le mieux celui de la vue ?

Le tact. Les aveugles tâtent ; dans l'obscurité, nous recourons instinctivement à nos doigts.

Le somnambule agit de même. Ne voyant pas, il veut toucher. Aussi le voyez-vous promener anxieusement les doigts sur le livre présenté. Il obéit à une habitude en reproduisant les actes que, éveillé, il ferait en pareille circonstance. Toutefois, pas plus que l'épanouissement du nerf optique, les fibres nerveuses ramifiées à l'extrémité des doigts, les corpuscules dits « du tact », malgré l'extrême délicatesse de ces appareils sensitifs, ne peuvent lui fournir aucune notion.

Il interrogera donc le goût et l'odorat, expansions localisées du tact ; là encore, rebuté, et se heurtant à des impasses, il cherchera ailleurs. Ce ne sera plus tel ou tel organe des sens qu'il interrogera, mais le système nerveux tout entier, principalement aux centres importants, aux endroits où les ganglions s'accumulent et où des nerfs s'anastomosent pour former des plexus.

Si l'on nous permettait ici une vue théorique, nous dirions que la notion d'un sens général résumant tous les autres nous est donnée par la nature elle-même. Il faut pour cela rebrousser chemin et interroger les organismes les plus infimes, où les organes des sens, celui de la vue et de l'ouïe, sont loin de l'excessive perfection qu'ils atteignent chez l'homme et les animaux supérieurs.

On peut dire que le sens primordial est le tact, qui met les êtres à même d'avoir des notions sur le monde extérieur. Il s'exerce sur toute la surface du corps, par la peau, que l'épanouissement des nerfs rend impressionnable.

Or, le goût, l'odorat ne sont que des dépendances spécialisées du toucher. Les autres, c'est-à-dire la vue et l'ouïe, sens en apparence plus parfaits, puisqu'ils nous permettent d'apprécier *à distance* la nature des corps étrangers, peuvent être considérés comme des perfectionnements localisés, des exubérances du tact. Leur localisation sur la tête n'est pas un fait absolu, puisque des annélides et des crustacés ont des yeux rudimentaires correspondant à chaque anneau de leur corps. Aussi, la théorie des zoonites conduit-elle quelques naturalistes à envisager comme des brochettes d'êtres, accolés les uns aux autres, ce que l'on prenait pour un tout. Chez des mollusques gastéropodes, l'ouïe n'est servie que par une sorte de vésicule contenant des corpuscules calcaires et rattachée au cerveau par un nerf acoutisque. L'œil rudimentaire est une tache autour d'un épanouissement nerveux en contact avec un cristallin.

Ces appareils primitifs et grossiers dérivent du tact et deviendront, dans la haute hiérarchie zoologique, les merveilleux instruments que nous connaissons. Si maintenant nous comparons ce qui se passe aux bas degrés de l'échelle avec les phénomènes humains, il y a une grande analogie, un sens unique et dominateur, dont les autres ne sont que des dépendances et des dérivés. Seulement, au lieu d'être le sens borné du tact brutal et immédiat, ce sera le tact indéfiniment prolongé au moyen d'agents, dont, encore et toujours, la nature reste inconnue.

Une confirmation éclatante de notre théorie résulterait de l'expérience suivante : Obtenir le somnambulisme lucide d'une personne aveugle-née. Elle peut être tentée par le docteur ***. Je ne l'ai jamais vue, mais on m'a affirmé sa contre-partie. Un jeune médecin sicilien, d'Aci Reale (dont j'oublie le nom, qui a habité Paris, où il a écrit dans la *Gazette des Hôpitaux*), était aveugle. Comment, dans de pareilles conditions, exercer son art? Je l'ignore. Toujours est-il que je l'ai rencontré sur un bateau à vapeur, se rendant à Florence, où il était appelé pour une consultation. Il m'a assuré qu'il employait la magnétisation avec succès.

Cette parenthèse close, passons, avec le docteur, à un autre ordre d'idées sur lequel je l'avais aussi interrogé.

J'ai constaté la pénétration de la pensée, et c'est là, à mon avis, le plus grand obstacle du magné-

tisme. Il est parfois bien difficile, lorsqu'on interroge un sujet, de détruire en soi toute opinion et toute pensée sur les faits que vous voulez connaître; il arrive alors fréquemment que le sujet, soit inconsciemment, soit par fatigue, se contente de fouiller dans votre pensée.

C'est là une cause d'erreurs très-fâcheuse, et à laquelle il est difficile de remédier. Cependant, avec la volonté, il est possible de ramener le sujet dans la bonne voie.

Je vais vous raconter un fait brutal qui prouve bien clairement la pénétration de la pensée par les sujets magnétisés.

Je me promenais avec une malade que j'avais préalablement endormie; elle était paralysée des jambes et ne pouvait marcher que dans le sommeil magnétique. En passant devant un champ dont je connaissais le propriétaire, je lui demandai de me dire le nom de ce dernier, et en même temps je prononçai ce nom en moi-même.

J'eus quelque difficulté à obtenir une réponse satisfaisante, le sujet affirmait qu'il ne pouvait pas me le dire. J'insistai, et le nom fut prononcé comme je le désirais. Vous le voyez, c'est un fait brutal, dans lequel il faut bien que le sujet voie ce que vous pensez et ce qu'il ne peut deviner. Je ne crois pas que l'on puisse citer un exemple plus frappant de la pénétration de la pensée.

J'arrive au chapitre de la clairvoyance dont vous me parlez dans votre lettre. Cette faculté peut s'exercer, soit sur les sujets eux-mêmes, en ce qui concerne les phénomènes morbides qu'ils éprouvent, soit sur d'autres personnes.

Nous éliminerons tout de suite ce dernier cas, car il est évident pour moi que les sujets magnetisés ont une clairvoyance très-limitée pour ce qui ne les concerne pas, et qu'ils commettent, sur ce terrain, bon nombre d'erreurs.

Je remarque avec plaisir comme quoi, sans nous être donné le mot, nous tombons d'accord. Je ne saurais trop répéter que si l'on éprouve le besoin de gaspiller son argent, il faut aller consulter les somnambules et les interroger sur l'avenir.

Au reste, il n'y a pas de règle absolue à cet égard, et les différents pouvoirs varient d'intensité chez les différents sujets, de même que vous ne trouvez pas même intensité d'ouïe ou de vue chez des personnes en état normal.

En ce qui concerne la clairvoyance des personnes pour elles-mêmes, vous remarquerez qu'elle est beaucoup plus certaine.

Vous pourrez voir, dans la première observation que je vous enverrai, que le sujet ne s'est jamais trompé d'une minute, en annonçant les différents accès qui devaient survenir. Je puis faire dormir mes sujets à distance, au moyen de mouchoirs ou d'eau magnétisée que je leur envoie, en employant les moyens indiqués par les sujets eux-mêmes.

Je ne me suis jamais servi, comme vous l'indiquez, d'eau magnétisée comme purgatif. Il me sera facile d'en faire l'essai.

Tout corps inerte peut servir de véhicule à l'agent magnétique. Pour lui, il n'y a ni bon ni mauvais conducteur. Dans le chapitre suivant, nous donnerons quelque développement à ce propos.

Je veux encore vous signaler un fait que vous avez sans doute observé vous-même.

Un malade dira : « A telle époque, à telle heure, j'aurai une violente émotion, à la suite de laquelle je serai de nouveau malade. »

Si vous poussez le sujet dans ses derniers retranchements, pour savoir quelle sera la cause de l'émotion, il vous sera impossible de rien savoir. La clairvoyance s'arrête précisément au moment où son intervention serait de la plus grande utilité.

Les événements doivent donc arriver fatalement, sans qu'aucune force humaine puisse s'y opposer.

Eh ! oui, il faut bien avouer notre impuissance et, qui plus est, notre ignorance ! Je préfère m'abstenir ici de toute réflexion, car nous tomberions dans des considérations philosophiques qui seraient prématurées.

En voilà assez pour aujourd'hui. Je vous enverrai les observations.

Il me reste à vous serrer la main, etc.

*** *D., M. P.*

Je tenais à transcrire cette lettre *in extenso*, parce qu'elle est, comme on le voit, la confirmation éclatante, émanant d'un homme autorisé, de ce que j'ai dit sur la clairvoyance et la prévision somnambuliques.

Je n'avais cependant pas soumis à notre correspondant les pages précédentes, et m'étais contenté de poser les quelques questions auxquelles il a répondu.

Il serait à souhaiter que tous les médecins daignassent s'éclairer comme le fait celui-là.

Malheureusement, le cas est rare.

Il n'y a pas longtemps qu'un médecin me proposa d'expérimenter sur sa femme. Il avait, disait-il, entendu parler du magnétisme, et aurait été curieux d'examiner la question.

Je refusai pour plusieurs motifs.

« D'après ce que vous me dites vous-même, l'état de madame *** la rend éminemment propre à subir l'influence magnétique, en raison de son tempérament originaire d'abord, et puis de certains accidents que vous me laissez deviner. Je n'aimerais pas à faire des essais de simple curiosité, qui amèneraient peut-être des complications fâcheuses, auxquelles vous-même ne sauriez remédier par les moyens de la médecine ordinaire. J'ajoute que, très-souffrant depuis longtemps, je ne suis plus sûr de mon action, et que je tiens à ne commettre aucune imprudence préjudiciable au sujet. Ma conscience s'oppose donc à toute tentative dans ces conditions. Mais la meilleure manière de se convaincre est d'agir soi-même. Vous êtes jeune, vigoureux et valide. Faites donc, en ma présence, l'essai demandé ; je vous guiderai. Voilà ce que je vous propose. »

Il n'en fit jamais rien. Probablement, il prit mon refus pour une défaite et l'enregistra comme une preuve de l'impuissance magnétique.

Et M. Yung dont j'étudie l'ouvrage, M. Yung qui a magnétisé lui-même, pourquoi nie-t-il les faits que nous rapportons ?

Il est impossible que, dans le courant de sa pratique, il n'ait pas rencontré des faits analogues indiquant la vision à distance, la pénétration de la pensée et la prévision. Pourquoi donc les déclarer impossibles ?

Parce que si je veux démontrer que le soleil n'éclaire pas, je n'ai qu'à fermer les volets de ma fenêtre.

TROISIÈME PARTIE

EXPÉRIENCES SUR LE MAGNÉTISME EN DEHORS DU SOMNAMBULISME LUCIDE.

CHAPITRE PREMIER

SUITE DES EXPÉRIENCES. — LES INFLUENCES MAGNÉTI-
QUES EN DEHORS DU SOMNAMBULISME LUCIDE. — OB-
SERVATIONS DIVERSES. — L'AGENT POTÉTIQUE.

Si l'on a présent à l'esprit le résumé des conclusions de M. Yung, on a dû voir qu'il est à peu près
impossible de le suivre méthodiquement, en opposant des faits à chacune d'elles. Dans l'exposé de
ces nouvelles observations, quelques-unes des affirmations de l'auteur se trouveront naturellement
réfutées.

L'imagination (proposition VII), qui joue un
grand rôle pour provoquer des sensations fausses,
le rôle effacé du magnétiseur (proposition XIV),
l'état *nécessairement* maladif du sujet par suite de
prédispositions naturelles ou provoquées, et plusieurs autres affirmations qui, d'ailleurs, s'enchaî-
nent réciproquement, seront non pas réfutés

totalement, mais réduits à leurs proportions exactes.

C'est principalement au baron du Potet que l'on doit les expériences modernes sur le magnétisme, en dehors du somnambulisme lucide. Je dis modernes, car chez Mesmer, Puységur, d'Eslon, etc., on rencontre beaucoup d'exemples analogues.

Le premier médecin dont j'ai cité l'opinion m'a dit : « Ne me parlez pas de du Potet; c'était un ignorant et un charlatan. Il est jugé. »

En effet, il a été jugé par la majorité des médecins, mais peut-être mal jugé.

Était-il un ignorant? Il se peut que son éducation médicale ait été incomplète; mais peut-on qualifier d'ignorant l'homme qui, étudiant la nature, a su la forcer à lui livrer ses secrets et en obtenir les plus admirables conséquences pratiques? Quoiqu'il ne se donnât pas absolument comme médecin, il agissait médicalement en guérissant. Or, de la médecine savante ou non, que veut-on obtenir, sinon la guérison des maladies?

Quant à son charlatanisme, il me semble inadmissible. Il n'agissait pas devant un public d'élus, mais devant celui qui se présentait, sans compères ni appareils magiques; rien de nature à frapper l'imagination des foules naïves ou ignorantes.

Ce prétendu charlatanisme ne l'a pas empêché

de mourir vieux, obscur, dans une position modeste.

Peut-être pourrait-on lui reprocher sa phraséologie trop solennelle, ses attitudes d'apôtre toujours en train de pontifier et de régénérer. Ces légers travers, dus, sans doute, à l'époque où il est né, au milieu moral et littéraire dans lequel il semble avoir vécu, n'empêchent pas un homme d'être sincère. On ne peut se défendre de sourire en relisant les tirades des philosophes du dix-huitième siècle, les plaidoyers ou discours des orateurs de l'Empire et de la Restauration.

Il ne faut pas demander aux gens comment ils parlent, mais ce qu'ils disent, et surtout ce qu'ils font.

D'ailleurs, du Potet n'a rien à faire ici comme individu. Nous n'avons à voir en lui qu'un divulgateur et propagateur du magnétisme.

Tout le monde était admis moyennant une cotisation des plus modiques ou le simple achat d'un numéro du journal *le Magnétisme*.

Les spectateurs étaient donc, ou des adeptes, ou de simples curieux, souvent des adversaires déclarés, qui, comme je l'ai vu parfois, manifestaient grossièrement leurs sentiments.

Il n'y avait aucun sujet, aucun somnambule patenté sur lesquels le démonstrateur pût particulièrement agir.

Ainsi réunis par le simple hasard, les assistants étaient rangés sur des chaises disposées sur quelques gradins. M. du Potet, à l'appui de ses assertions, essayait une démonstration pratique sur telle ou telle personne qui se prêtait à ses tentatives.

Ainsi, après avoir annoncé qu'il pouvait provoquer une sensation ou une impression donnée, à l'aide de quelques passes rapides, il tentait d'influencer un spectateur dans le sens indiqué.

Il s'agissait du sommeil simple, de phénomènes purement physiques ou d'émotions plus ou moins complexes dans l'ordre moral. Nous l'avons vu exciter à volonté la torpeur, l'angoisse, l'extase, la jalousie, la colère, et ainsi de suite.

Un homme âgé à cheveux et barbe blancs, ayant l'apparence d'un vieux militaire, demanda, un soir, à M. du Potet de faire ses essais sur lui.

Le maître lui fit remarquer que les personnes avancées en âge étant moins accessibles à l'action magnétique, la tentative pourrait être infructueuse.

Le spectateur parut presque se fâcher.

— Croyez, dit-il, que j'ai conservé toute la jeunesse du sentiment et des impressions. Je suis encore capable de ressentir...

— De ressentir un rhumatisme à la jambe gauche, interrompit M. du Potet, qui venait de faire quelques passes dans la direction du vieux monsieur.

Fort étonné, ce dernier convint que le fait était exact.

Nous l'avons souvent vu se reproduire, et nous pouvons légitimement en tirer quelques conséquences.

L'influence du magnétiseur n'est pas sans effet. Loin de là, celle-ci peut être active et passive. L'ancienne théorie du fluide semble justifiée dans cette circonstance. Il y a, de magnétiseur à magnétisé, comme un échange de sensations. On pourrait comparer ce phénomène à celui de l'équilibre des corps pour la chaleur.

Je me rappelle avoir lu qu'un magnétiseur contracta ainsi un écoulement blennorrhagique qui persista pendant quelques jours??

Je me suis souvent donné la migraine de la même façon. En même temps, le sujet éprouve un soulagement.

L'action inverse est très-connue. Si le magnétiseur est souffrant, le sujet peut ressentir son mal.

Ayant une violente rage de dents tandis que je magnétisais une personne, je voulus lui faire ressentir mon mal. Elle poussa aussitôt un cri aigu et porta la main à une dent parfaitement saine, correspondant à celle qui chez moi était attaquée.

Une autre fois, comme j'endormais mademoiselle Honorine, qui fait le sujet de ma première observation, j'eus l'idée de lui faire goûter la saveur du cigare que je fumais. Elle fit bientôt le mouvement de lèvres du fumeur, puis se mit à tousser, éternuer et cracher.

Cette propriété du magnétisme peut amener de singulières conséquences.

Indépendamment du somnambulisme lucide provoqué par les agissements magnétiques, il y a des effets multiples qui résultent soit de la volonté du magnétiseur, soit du magnétisme non dirigé par celui-ci.

1° Sans amener le sommeil proprement dit, le magnétiseur peut influencer le sujet au point de s'en rendre maître physiquement et moralement, en lui enlevant toute liberté tant matérielle que psychique.

2° Le fluide magnétique est déposé par le magnétiseur n'importe où ni comment; abandonné à lui-même, il agira sans être guidé par l'opérateur.

3° N'importe quel objet peut servir de véhicule au susdit fluide. Pour lui, il n'y a ni bons ni mauvais conducteurs.

4° Il agira d'après la direction du magnétiseur ou sans elle, à l'insu du sujet, ce qui efface le rôle attribué à l'imagination de celui-ci.

Quelques faits démontreront la vérité de ces diverses propositions.

Les expériences les plus étranges qui sont relatées dans la *Magie dévoilée* de du Potet ont été par moi vues et ensuite reproduites, en tout ou partie. Les séances chez lui, l'étude de ses ouvrages et surtout quelques conversations particulières ayant augmenté ma curiosité et amplifié mes idées sur le magnétisme, je voulus aborder ce qu'il appelle les expériences *magiques*.

En voici quelques-unes :

Le professeur magnétisait avec les passes, à l'aide de sa main au doigt mutilé; le plus souvent, ne faisant aucun signe direct, il déposait, comme je l'ai dit, du fluide sur un objet quelconque. Il frottait parfois le bout de sa canne, comme le joueur qui enduit de craie sa queue de billard; à première vue, ces agissements semblaient ridicules; mais en face des résultats rapidement obtenus, on cessait de rire.

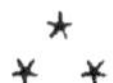

...Un jour, l'idée me vint de magnétiser une baguette et de la poser en travers d'une allée. On se promena dans le jardin. Mademoiselle Pauline, que je n'avais pas prévenue, il est presque naïf de le faire remarquer, suivait l'allée où j'avais posé ma baguette. Elle était avec un groupe d'autres personnes, et je les suivais à quelques pas derrière.

Quand on fut arrivé en face de l'obstacle imaginaire, les dames passèrent outre, tandis que mon *sujet* s'arréta tout en continuant de causer. Elle resta quelques instants en arrière des autres et ne reprit son chemin qu'en passant sur l'extréme bord de l'allée laissée libre par la baguette qui en occupait presque toute la largeur.

J'ai souligné le mot *sujet,* car alors mademoiselle Pauline avait déjà été magnétisée directement et endormie par moi.

Peut-être, sans cette circonstance, n'eussé-je produit aucun effet???

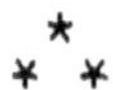

Je dinais à côté d'une dame que je ne connaissais pas, que je n'avais jamais vue; elle était déjà d'un certain âge. Je ne saurais dire à quel propos je voulus faire un essai sur elle. On dit que certaines conditions d'âge, de sexe, de tempérament, sont requises pour l'obtention des phénomènes magnétiques. Cela peut étre vrai, bien qu'à cet égard il n'y ait pas de règles précises par nous connues.

On veut que les bons sujets soient pâles, chétifs, blonds, nerveux.

J'ai influencé des êtres forts, sanguins, noirs de poils et hauts en couleur.

Il semble qu'une sorte d'instinct, une intuition inexplicable guident et poussent le magnétiseur, qui se sent attiré vers telle ou telle personne.

Ce jour-là, j'obéis sans doute à une impulsion de ce genre. Feignant de me tromper, je pris le couteau de ma voisine et le gardai quelque temps dans ma main, avec une intention magnétique.

Lorsque je le remis en place et qu'elle eut à s'en servir, un tremblement léger se manifesta dans sa main, puis augmenta ; les contractions apparurent au visage. Bref, il fallut l'emmener dans une autre pièce, où elle eut une petite attaque de nerfs dont on ignora le motif.

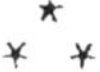

Chacun est à même de faire l'expérience suivante, qui est très-simple :

Dans une réunion quelconque, au théâtre par exemple, fixez avec une attention persévérante une personne assise devant vous. Au bout d'un temps plus ou moins long, elle se retournera, inquiète, comme pour demander : — Que me voulez-vous donc ?

Je fis plusieurs fois cet essai dans différentes circonstances, et en le renouvelant, j'arrivai à des résultats imprévus, celui d'amener la personne ainsi visée sans intention particulière à me rechercher partout, et à l'attacher, pour ainsi dire, à mes pas, sans qu'il y eût, d'ailleurs, aucune intimité particulière entre nous. Cet effet, faut-il ajouter, ne se produira guère qu'après avoir réitéré l'expérience.

La personne obéit certainement à une fascination involontaire et inconsciente.

Je crois pouvoir ajouter que s'il s'agit de personnes d'un autre sexe, et dans le milieu desquelles on doit vivre, il est bon de se mettre en garde contre les inconvénients qui en peuvent résulter. Le fascinateur peut, à la longue, être fasciné, le chasseur tomber dans son propre traquenard. De ces quelques faits résulte que la force magnétique ou fluide agit sans que l'imagination du sujet intervienne, puisque l'on a opéré à son insu.

La meilleure preuve en est l'action déterminée sur des gens endormis ou totalement ivres.

*
* *

Je vais encore consigner un fait indiquant l'action du fluide déposé sur des objets inanimés.

Une personne de ma famille qui croyait au magnétisme, car c'est chez elle-même que se passèrent plusieurs faits consignés, me dit un jour : « Tu as certainement du pouvoir sur madame ou mademoiselle telle ou telle, sur M. X..., etc., etc., enfin sur des petites femmes ou fillettes crédules, nerveuses, ou des jeunes gens que tu domines par ta supériorité. Ils respectent ton âge et ton savoir. On se laisse entraîner par son imagination quand on est jeune. Mais je suis convaincue que dans des conditions opposées, tu ne ferais rien de bon. Je te défie d'exercer sur moi, par exemple, aucune influence, car c'est moi qui ai de l'ascendant sur toi. »

Le fait était exact. Ma tante, à son tour, m'inspirait le respect dû à son âge et à sa situation. Elle était sèche, positive, nullement nerveuse, et la *folle du logis* n'avait jamais pénétré dans le sien.

J'éprouvais vis-à-vis d'elle plus de déférence et de réserve que de sympathie ou de confiance.

Il n'y avait pas, comme elle le disait elle-même, « d'atomes crochus entre nous ».

— Vous avez raison, ma tante ; peut-être serais-je intimidé vis-à-vis de vous et n'agirais-je pas aussi librement qu'avec les personnes dont vous parlez. Cependant, si le magnétisme agit mécaniquement, il doit le faire en dépit de toutes ces considérations morales.

— Je te permets d'essayer sur moi tant que tu voudras.

Des passes accumulées pendant assez longtemps ne produisirent aucun effet.

Comme j'étais en train de dessiner lorsque la conversation s'était engagée, je repris mon occupation en imprimant à mon crayon une direction magnétique, c'est-à-dire que comme du Potet traçant des signes sur son parquet, à l'aide du charbon, je souhaitai que mon crayon fût l'instrument conducteur de la puissance fluidique, et que celle-ci se déposât sur le papier.

— Ayez la bonté, dis-je alors, de prendre cet album et d'examiner attentivement mon dessin.

Au bout de quelques instants, des bâillements se manifestèrent, et un tremblement dans la main qui tenait l'album.

— Est-ce que tu vas m'obliger longtemps à contempler cela ? demanda-t-elle avec impatience.

— Mais rien ne vous y oblige. Posez l'album sur la table et parlons d'autre chose.

— Il est effroyablement lourd, et cependant je ne puis pas le lâcher.

Cet album n'était en réalité qu'un petit carnet de poche pesant quelques grammes.

Il fallut que je le lui enlevasse de la main, car, comme elle le disait, s'en débarrasser lui semblait impossible.

Enhardi par ce commencement de résultats

constatables, je voulus poursuivre la tentative, en répétant une des plus curieuses expériences vues chez du Potet et relatées dans son livre.

Sans intention précise, je traçai sur une feuille, à l'encre cette fois et très-lentement, un cercle que je couvris tout à fait sans laisser à nu le plus petit espace blanc du papier.

— Veuillez regarder cela, demandai-je de nouveau à ma parente, qui, ne se rappelant déjà plus l'impression ressentie quelques minutes auparavant, se préta à cette nouvelle fantaisie avec une sorte de résignation ennuyée.

Peu de temps ensuite, elle ressentit les effets de la fascination ou l'action de l'agent.

Elle devint tour à tour rouge et pâle ; la respiration s'accéléra et se fit haletante. Je voulus retirer le papier, qu'elle retint avec énergie sans le quitter du regard. Des visions singulières se succédaient dans le rond noir, rapides et diverses, car à de profonds soupirs succédait une brusque hilarité. Elle ne répondait pas à mes questions, mais quelques lambeaux de phrases, des mots décousus indiquaient la nature des tableaux qui passaient ainsi devant elle. Tout à coup elle s'écria :

— Mais c'est toi que je vois avec ta femme et tes enfants... Quelle procession !... J'en vois six... trois filles et trois garçons... Que c'est drôle !...

Et elle se mit à rire.

Il faut remarquer qu'à cette époque, je ne songeais nullement au mariage.

J'insistai pour qu'elle me donnât des détails plus complets sur les personnages imaginaires qui lui apparaissaient. Si singulier que le fait puisse nous sembler, il n'en est pas moins vrai qu'elle vit exactement l'avenir, car la description succincte qu'elle me fit de la femme et des enfants se trouva, plusieurs années ensuite, être d'une justesse parfaite.

Je dois ajouter que ma tante était une personne d'une piété austère, fort sévère à l'endroit des pratiques dites spiritiques, en vogue à cette époque. Elle croyait que les manifestations et communications diverses au moyen des tables étaient des illusions purement démoniaques. Les révélations relatives aux événements futurs, en particulier, ne pouvaient être dues qu'à l'esprit du mal; or, toute relation avec ce dernier était un péché des plus graves, condamné par l'Église.

Aussi rejeta-t-elle toujours avec horreur la pensée d'avoir elle-même joué le rôle de pythonisse ou prêtresse de Satan.

Revenons à du Potet et à ses expériences. Sortant du magnétisme pour ainsi dire classique, il faisait ce qu'il appelait œuvre de magie; car, d'après lui, les anciens magiciens n'agissaient qu'à l'aide du fluide magnétique.

Celui-ci était employé avec une intention directrice ou bien abandonné à lui-même. Dans le premier cas, du Potet traçait des figures diverses, des lignes, des cercles, etc., en leur attachant telle ou telle signification voulue. Ainsi, un sujet placé dans un cercle tournait sur lui-même, sans pouvoir le franchir, et courait tout autour intérieurement, en suivant la direction qu'avait eue la main de l'opérateur en le formant.

D'une simple ligne droite, le sujet ne pouvait s'écarter. S'il restait au point de départ, il sentait ses forces s'épuiser comme si le principe vital eût été soustrait de son organisation. Il ne les retrouvait qu'au bout opposé.

Entre deux lignes parallèles, l'une figurant les maux et l'autre le bien-être, ou le bien en général, il marchait attiré, tantôt par l'une, tantôt par l'autre, et arrivait péniblement affecté, parfois hors de lui et presque expirant, au bout de sa course. Parfois, l'expérimentateur traçait un signe qui devait figurer un abîme où, entraîné malgré lui, le sujet marchait en donnant les marques d'une terreur désespérée.

Les expériences se faisaient en sens inverse, et pouvaient d'ailleurs être indéfiniment variées.

Je les reproduisis presque toutes avec succès.

Quelquefois l'agent ne répond pas exactement à l'intention de l'opérateur. En voici un exemple.

*
* *

J'avais sur le parquet tracé à la craie deux lignes parallèles, contournées et irrégulières, avec des angles figurant les obstacles; d'autre part, il y avait des signes favorables. Enfin, au bout de mon sentier tortueux et accidenté, un dernier signe en forme de spirale devait représenter un affreux précipice plein de vertiges et d'épouvantements. Mademoiselle Pauline, placée entre les deux lignes, suivit fidèlement le tracé, avec des marques d'hésitation et de crainte aux obstacles, de bienêtre aux endroits favorisés; au bout de cette pérégrination d'environ quatre mètres, qui dura plus de dix minutes, arrivée en face du précipice, elle se mit à le contempler attentivement et à tourner autour, comme si elle eût éprouvé une vive attraction de curiosité. Rien ne décela la terreur qu'elle aurait dû éprouver si son hallucination avait été conforme à mon projet.

« Est-ce que tu vas rester toujours en contemplation devant ce gros escargot? » demanda sa mère, en riant de l'air presque béat du sujet.

Mais celui-ci, sous l'influence fascinatrice, n'entendait personne.

Elle regardait toujours, et tournoyait en souriant.

Je ne saurais comment expliquer cette sorte de

déconvenue. Il faut ici reconnaître l'influence de l'opérateur et de ses dispositions morales.

Entre le sujet et moi, indépendamment de toute relation magnétique, il y avait une vive sympathie.

Peut-être en opérant, dans cette œuvre magique destinée à influencer une personne que j'aimais beaucoup, n'ai-je pas mis la ferme volonté d'épou vanter et de faire souffrir, à laquelle je me fusse appliqué vis-à-vis d'un indifférent. Réciproquement, et d'une façon tout instinctive, le sujet n'a pu ressentir une mauvaise impression venant d'une œuvre émanée de moi.

D'après du Potet, pareils jeux ne seraient pas sans danger. Il provoquait ainsi l'ivresse magique, la vieillesse anticipée avec tous les signes de la décrépitude ; enfin, un épuisement total qui, dit-il, aurait pu arriver jusqu'à la *mort*.

Le fait est qu'il est impossible d'assigner des limites à la puissance redoutable de cet agent qui souvent, échappe à la domination de celui qui l'emploie.

Je fis beaucoup d'essais, c'est-à-dire tous ceux que la prudence ne m'interdit pas formellement sur différentes personnes.

Un de mes jeunes parents, Jean de M..., me fournit les plus singulières observations. J'en dirai autant de Prosper dont il est parlé un peu plus loin.

Ils n'étaient ni l'un ni l'autre des sujets lucides dans le sens généralement attribué à ce mot, c'est-à-dire que l'action ne développait pas le sommeil avec *téléopsie* et *panesthésie*. Il ne fallait donc pas les consulter. On n'aurait pas cru qu'ils fussent magnétisés, car on suppose à tort que magnétisé est synonyme d'endormi.

Ils étaient sous la domination de l'agent magnétique, c'est-à-dire puissamment INFLUENCÉS, et ici je trouve que pour éviter des périphrases, on devrait adopter un mot nouveau.

Je proposerais, en souvenir de du Potet, auquel on doit les études les plus sérieuses sur le magnétisme agissant en dehors du somnambulisme, le mot d'agent *potétique* ou *potétisme*, pour tous les faits qui, selon lui, rentrent dans la magie.

L'être tout entier des sujets précités devenait le jouet de l'agent potétique dirigé ou non.

On obtenait d'eux les mouvements les plus fantaisistes et on leur inculquait les idées les plus saugrenues.

Je puis dire que leur corps devenait un prolongement de celui de l'opérateur, obéissant à l'impulsion du cerveau de celui-ci, comme si son système nerveux eût été en contact avec les muscles des sujets influencés.

Quant à leur Moi, pour employer les termes philosophiques, il semblait délogé au profit de celui de l'opérateur. Ces êtres n'étaient plus que des automates.

*
* *

Étant dans le cabinet d'un restaurant des boulevards avec Jean et une autre personne, je touchai l'épaule de Jean, depuis longtemps influencé, mais sans passes ni hypnotisation préalables, sans un mot indiquant ma volonté, et je désirai fortement qu'il se jetât par la fenêtre.

Aussitôt, tout souriant, avec un entrain et une vivacité extraordinaires, il se leva précipitamment, bouscula quelques chaises, courut à la fenêtre qu'il ouvrit, et en enjamba l'appui. Nous étions au second étage. Je l'arrêtai, et ce ne fut pas sans une certaine résistance de sa part.

Ce fait, auquel j'en pourrais ajouter beaucoup du même genre, prouve que l'on peut exercer une domination absolue sur ses semblables.

On voit quelles en sont les effroyables conséquences. Un malintentionné pourrait, de la sorte, provoquer le suicide, pousser à l'assassinat, des êtres inconscients, dont l'aspect ne trahirait cependant pas la domination dont ils sont victimes. Savons-nous si des captations, des détournements

et autres forfaitures ne sont pas commis à l'aide de
l'influence potétique ?

Jusqu'à présent, nous voyons l'influx magnétique, le fluide, la force, l'agent, etc., se développer, soit naturellement chez le somnambule
spontané, malade ou non, et produire téléopsie,
prévision et panesthésie ; soit artificiellement chez
les sujets sensibles d'une sensibilité maladive
ou non. L'action potétique produit les mêmes
effets et d'autres infiniment variés, au gré de l'opérateur.

Maintenant, avec du Potet, nous allons voir
cette même action se développer artificiellement
sous la main de l'opérateur, mais sans que ce dernier dirige ou entrave son développement.

Il n'a fait que déterminer l'impulsion de la
force qui demeurait à l'état de repos.

C'est ici qu'arrive le miroir ou rond magique,
dont mon essai sur ma vieille parente, relaté plus
haut, n'était qu'une réduction.

Prenant du charbon, il traçait sur le parquet de
la salle où avaient lieu les séances, un rond qu'il cou-
vrait entièrement de poussière de charbon, avec
intention magnétique non spécifiée — que les puis-
sances, pensait-il, quelle que soit leur nature et
qui se trouvent dans le milieu ambiant, se fixent
dans ce signe et agissent à leur gré. — Des specta-

teurs obéissant à une invincible attraction, se précipitaient vers le rond, d'où s'exhalaient pour ainsi dire des vapeurs hallucinantes, d'où sortaient des visions gaies ou sinistres, provoquant des rires, des sanglots, parfois l'évanouissement complet.

Les sujets voyaient les événements qui se passaient à distance, quelquefois aussi dans l'avenir.

Si, pour compléter l'effet, on enfermait le voyant dans un cercle tracé autour du rond, en l'empêchant d'échapper à l'action, on pouvait provoquer les plus graves accidents, et même, le maître n'hésitait pas à l'affirmer, jusqu'à la mort du patient.

Voilà, dit du Potet, le secret de la puissance magique, et voilà pourquoi son livre est intitulé : *la Magie dévoilée*. Maintenant, des médecins nous expliqueront peut-être ces phénomènes à l'aide de névroses. Jusqu'à présent, leurs explications me semblent insuffisantes. Nous n'en trouvons qu'une rationnelle. Elle est indiquée dans notre conclusion.

Nous avons vu ce que peut la force potétique dirigée par le magnétiseur ; elle ne sera pas moins puissante, si ce dernier, après l'avoir mise en branle, devient simple spectateur et se croise les bras. Où alors s'arréteront les conséquences?

Il faut bien noter que l'impulsion potétique ne s'arrête pas comme on le veut, et que le sujet reste plus ou moins longtemps sous son influence. Son état est alors tout à fait celui des individus qu'anciennement on appelait des *possédés*. Il semble qu'un être étranger à eux, soit logé dans leur organisme et dispose de leurs membres.

Qu'on se rappelle Papavoine tuant, dans un accès de fureur homicide inconsciente, deux enfants inconnus et disant : « Je ne me rappelle pas ; je crois que l'*autre* a pris un couteau, etc. »

Qu'on se rappelle le sergent Bertrand, violant les sépultures, et sujet à des crises intermittentes qui s'annonçaient par une sorte de congestion douloureuse au cervelet.

Nous n'insisterons pas. Ce sont des faits, et nous les livrons à l'appréciation des gens sensés.

Un seul mot. Si le magnétiseur provoque les effets potétiques dont nous parlons, la nature, plus puissante que lui, peut le faire dans certaines conditions par nous ignorées, et alors, ces mêmes effets se produiront, en amenant des résultats sur lesquels les médecins peuvent s'exercer à loisir. Ils trouveront peut-être le mécanisme, mais le moteur leur échappe, et leurs drogues n'y pourront rien.

Je ne pouvais pas me contenter, en relatant mes souvenirs personnels, de ma seule affirmation, car personne n'est obligé de me croire sur parole. Aussi ai-je fait appel au souvenir d'une personne qui a assisté jadis à quelques-unes de mes expériences :

Voici ce qu'elle m'a répondu.

CHAPITRE II

OBSERVATIONS DIVERSES.

LETTRE D'UN PROFESSEUR.

26 avril 1883.

« *Vous me demandez, mon cher ami, de rassembler des souvenirs déjà lointains, d'en résumer la substance, et d'étayer, par ce témoignage sincère, la thèse intéressante que vous entreprenez de soutenir.*

« *Rien ne saurait m'être plus agréable, je dirai même plus facile, car les faits qu'il s'agit de retracer sont aussi vivants dans ma mémoire qu'au premier jour.*

« *Leurs caractères nettement distincts m'indiqueront l'ordre même que je vais suivre dans ce bref exposé.*

« *Ces expériences de magnétisme me reportent à quelque chose comme dix-sept ou dix-huit ans en arrière. J'étais très-avide d'entrer* DE VISU *en rapport avec le monde extranormal du somnambulisme et du spiritisme. Mes impressions furent très-vives;*

aussi ont-elles laissé, comme je le disais, une trace profonde, indélébile, dans ma mémoire.

*« Le premier phénomène dont je fus témoin, ce fut l'état d'*IVRESSE *artificielle.*

« Un jeune homme dont j'ai été le professeur (il s'agit de Prosper C...) fut magnétisé par vous; lorsque l'insensibilité fut complète, vous nous avez annoncé l'intention d'enivrer le sujet en lui faisant boire un grand verre d'eau pure, avec la volonté expresse qu'elle produisit sur lui le même effet qu'une même quantité de kirsch. De ce dessein, le magnétisé ne savait rien... »

Il y a dans le récit de mon correspondant une légère inexactitude. Prosper, magnétisé plusieurs fois auparavant, ne le fut, ce jour-là, que par l'agent magnétique dont l'eau pure était le véhicule. Avant de le faire boire, il n'y avait eu ni passes ni attouchements d'aucune sorte. Je voulais reproduire les expériences de du Potet. Il est vrai que ce dernier essayait sur un sujet quelconque pris dans le public, tandis que le mien était déjà prédisposé par les opérations antérieures. Il était parfaitement éveillé et sain d'esprit, lorsque je commençai à lui donner à boire, si bien qu'il se plaignit de la fadeur du breuvage pendant que j'offrais à mes autres visiteurs (l'auteur de la lettre et deux étudiants) des rafraîchissements plus sérieux. Ce fut au bout de quelques instants seulement qu'il dit : « C'est de l'eau, elle a un singulier goût!... Comme c'est fort!... Mais c'est du kirsch... Vous allez me griser... Jamais je ne boirai tout cela. »

Il fallut l'encourager, et il se laissa faire. Quand M. Yung dit dans sa septième proposition que d'*habiles discours* peuvent provoquer des hallucinations chez un homme sain et éveillé, prétend-il qu'on peut altérer le sens du goût, au point de lui faire confondre de l'eau avec une boisson alcoolique, et surtout, de faire partager cette illusion à son estomac ?

L'effet prédit et voulu fut obtenu. Le jeune homme donna bientôt tous les signes d'une ébriété complète.

Cette petite scène grotesque nous mit tous en gaieté, presque autant que le patient. A cette joie, il se mêla quelque inquiétude, lorsque, en dépit de vos tentatives énergiques et réitérées, vous ne parvîntes pas à le faire sortir de son état. Ce ne fut qu'à la longue qu'il rentra dans la situation normale, sans garder, du reste, aucun souvenir d'une scène dont il avait été l'acteur inconscient.

On voit ici combien la théorie du fluide est avantageuse pour expliquer les faits.

En magnétisant de l'eau pure et en la faisant

boire au sujet, je déterminais les conditions voulues pour l'éclosion de l'ivresse, par suite d'une influence sur les nerfs du grand sympathique, influence dont la nature m'échappe. En admettant l'existence du *fluide* magnétique, j'en avais déposé la quantité voulue pour transformer un verre d'eau en un verre de liqueur forte. Il n'était plus possible d'arrêter les effets normaux de cette intoxication alcoolique. Ledit fluide, déplacé, ne pouvait plus être rappelé à ma guise. Il échappait à mon pouvoir. Je confesse que mon impuissance en pareil cas, me surprit et m'épouvanta. Selon du Potet, l'eau peut ainsi se transformer, même en poison. Où s'arrêtent les conséquences?

Je me rappelai avec une affreuse anxiété rétrospective l'expérience sur le jeune homme auquel j'avais inculqué la volonté de se jeter par la fenêtre! Là aussi, j'aurais pu être incapable de le maîtriser.

Le sujet, influencé dans un sens, est comme sous l'empire d'une crise que vous déterminez et qui doit parcourir toutes ses phases.

Ceci nous amène à penser qu'il y a en dehors de nous-mêmes un agent dont la puissance se développe à notre gré, mais dont nous ne pouvons pas toujours prévoir l'intensité et diriger l'action.

Le professeur qui m'écrit ajoute :

Il y a ici absence de rapport entre la cause et l'effet ; IVRESSE FACTICE *et* PERSISTANTE SANS INGESTION ALCOOLIQUE.

Les personnes qui reconduisirent Prosper chez lui m'ont dit qu'il fit le trajet en titubant, insultant les passants, disant des grivoiseries hardies aux femmes, en un mot, avec tous les caractères de l'ivrognerie crapuleuse.

Or, il était généralement très-sobre.

Le lendemain matin, obéissant à cette impulsion qui pousse irrésistiblement les magnétisés vers la source fluidique, Prosper vint me voir en avouant qu'il avait dû se griser la veille, sans trop savoir comment ; que son sommeil avait été agité, pénible, mêlé de rêves érotiques, avec accidents consécutifs. Y a-t-il relation entre ce fait et celui de l'ivresse artificielle? Voilà ce que je demanderai à des physiologistes.

Dans une autre expérience, vous nous avez fait voir l'anesthésie partielle, locale et pour ainsi dire progressive.

La même personne a été d'abord magnétisée ; et alors, comme si vous aviez voulu la prendre elle-même à témoin dans votre cause et la faire assister dans la plénitude de ses facultés de perception aux phénomènes que vous alliez développer, vous n'avez dégagé que le cerveau de l'influence magnétique; en sorte que Prosper pouvait, aussi bien que nous, constater les faits où il allait jouer un rôle à la fois passif et conscient. Graduellement, le cou fut mis en liberté et retrouva ses mouvements, puis les bras qui s'agitèrent seuls, pendant que les mains demeuraient inertes; les mains elles-mêmes reprirent leur souplesse et leur mobilité; le tronc put se mouvoir sur son axe.

Parvenu à ce point, vous avez fait une pause, et nous avons joui assez longtemps des efforts inutiles du malheureux dont la partie supérieure évoluait sur une base rigide, comme le serpent du poëte qui veut ressaisir sa partie mutilée :

> ..Pars vulnere clauda reténtat
> Nexantem nodos seque in sua membra plicantem.

Pendant la seconde phase d'insensibilisation, nous nous sommes donné le malin plaisir de martyriser les membres inférieurs à coups d'épingle, sans qu'il éprouvât la moindre sensation de souffrance.

J'ajouterai que Prosper semblait prendre quelque distraction à ce petit jeu, et que lui-même enfonçait force épingles, comme si ses cuisses et ses mollets eussent été des pelotes. Je dus modérer son enthousiasme, en l'avertissant que, quand je le dégagerais, il éprouverait une cuisson désagréable.

On peut voir, d'après ce fait, combien le magnétisme offrirait de ressources à la médecine. En cas d'opération chirurgicale, le patient, non-seulement ne ressentirait aucune douleur, mais il servirait lui-même d'aide à l'opérateur.

Sans entrer dans de plus amples détails, et pour ne citer que les exemples qui ont paru frapper le témoin, je dirai que, d'un sujet sensible à l'action magnétique et indépendamment de la forme somnambulique, on peut obtenir tous les effets que l'on désire.

J'ai affirmé, au début, que le physiologiste magnétiseur pouvait, sans instruments, étudier les phénomènes les plus complexes du système nerveux.

S'il nous est donné de soulager le patient atteint de névroses, nous pouvons, inversement, produire les symptômes de toutes les maladies nerveuses, accès épileptiques, crises d'hystérie, de catalepsie, qui dépendent du système cérébro-spinal, ou celles qui relèvent des nerfs périphériques, comme la migraine, les diverses névralgies locales, etc.

En un mot, nous jouons littéralement avec l'organisme de l'individu qui perd toute volonté, toute impressionnabilité quand nous le désirons, et, comme on le voit, où nous le voulons qu'elle se perde.

Plus tard, vous avez affranchi Prosper de toute entrave magnétique, mais vous avez voulu rester maître de votre prisonnier. Pour cela, vous lui avez interdit de franchir un cercle étroit que vous aviez tracé autour de lui. Je vois encore les essais furieux que faisait Prosper en grommelant avec mauvaise humeur, sans pouvoir aboutir à rien de plus qu'à un petit piétinement ridicule.

— Mais venez donc! Avancez donc! disions-nous sur tous les tons.

Alors recommençaient ses efforts désespérés comme ceux de l'homme qui, dans un rêve affreux, frappé d'impuissance, ne peut faire un pas pour éviter un péril mortel.

Il faut noter que dans l'expérience du cercle magique, Prosper était, en apparence, parfaitement éveillé, dans la plénitude de ses facultés. J'eusse pu frapper son imagination et provoquer les hallucinations invoquées par M. Yung (proposition 7), si je lui avais dit avec solennité : — Prosper, vous ne sortirez pas de ce cercle que je trace autour de vous avec du charbon ou de la craie, et que, pour l'influencer moralement, j'eusse déployé un grand appareil de simagrées magiques. Peut-être alors la persuasion de son impuissance momentanée, dominé qu'il était par la haute idée de mon pouvoir, lui eût-elle interdit tout effort.

Ceci est œuvre de charlatan. Or, j'agissais pour m'éclairer moi-même.

Le témoin se rappelle peut-être que sans rien dire, en affectant de me promener tout en causant, je marchai circulairement, à plusieurs reprises, autour du sujet. En faisant de très-petits pas, j'avais formé sur le sable (car la chose se passait en plein air dans mon jardin) un circuit, sans solution de continuité, autour de la chaise où Prosper était assis.

De mon intention, je ne lui dis rien, mais j'en avertis à voix basse les autres assistants.

Quand on lui ordonna de s'en aller, je voulus intérieurement qu'il obéît ; il n'en fit rien et continua à tourner dans son petit cercle comme un écureuil en cage, en essayant, à coups de pied, de démolir la muraille qui l'emprisonnait ; jamais le bout du pied ne franchit la ligne.

— Une muraille m'empêche de sortir, disait-il.

C'est sa propre expression que j'emploie ici.

— Eh bien ! sautez par-dessus !

— Impossible !

Il fallut, enfin, que du pied, j'effaçasse une partie de la ligne circulaire sur le sable. Il sortit alors avec beaucoup de ménagements par cette étroite issue.

Ici donc, comme pour l'ivresse magique, l'agent inconnu ou fluide déposé sur le sable du cercle avait développé son action spontanément; un simple acte de volonté de ma part ne pouvait entraver ou faire cesser ce développement. Il fallait matériellement détruire ce que, matériellement, j'avais édifié.

Je ne comprends pas, dans des cas semblables, l'abolition du souvenir. Le sujet qui semble avoir le cerveau complétement dégagé, qui cause librement avec vous, se trouve, quand, au bout de quelques instants, le charme est rompu, avoir perdu toute conscience de ce qui vient de se passer. Avec la meilleure foi du monde, si vous essayez de le lui rappeler, il affirme que l'on veut se moquer de lui.

Du domaine physiologique si nous passons aux faits intellectuels, je me rappelle avoir été maintes fois témoin des phénomènes de claire vue à grande distance.

*Ainsi, de P.... à Rodez, N. *** a pu nous décrire, dans le plus menu détail, la toilette de sa sœur, qui en ce moment même sortait de chez elle, traversait telle rue, telle place, pour aller chez sa tante. Là, nouvelle description de l'appartement de cette parente et renseignements sur les êtres de la maison. Le magnétisé n'avait pas été prévenu des questions que nous devions lui faire, une fois saisi par l'influx magnétique. Il ne lui en fut pas dit davantage après son* *réveil. Toujours à son insu, j'écrivis à Rodez, où l'exactitude des renseignements donnés par le frère fut confirmée par la sœur.*

Pareillement, j'ai vu madame de M... vous indiquer, avec une précision extrême, la place où des objets avaient été égarés, etc.

Comme la vue à distance nous paraît suffisamment démontrée dans le chapitre précédent, je supprime certains faits relatés dans la lettre.

L'action du magnétiseur s'exerçant à distance sur un sujet déjà soumis à son influence, a été par vous, plus d'une fois, mise en évidence sous mes yeux.

Sans passes ni gestes d'aucune sorte, par suite d'un simple acte rapide de volonté, le sujet docile, mais non sans murmurer, se rendait à l'appel muet de l'agent éloigné, implorant comme une faveur la saturation magnétique, sans laquelle la souffrance paraît atteindre à une acuité voisine de la torture.

*Voilà ce que j'ai observé chez M. ***, garde général des eaux et forêts à S... La scène se passait à l'hôtel du Grand Cerf, entre vous, M. ***, un juge au tribunal et votre serviteur.*

Frère d'un médecin distingué, qui faisait à l'endroit des faits magnétiques profession d'incrédulité absolue, le garde général se disait en droit de les contester lui-même et en mesure de prouver leur faus-

seté. Pour ce faire, il s'offrait lui-même à votre action, défiant votre pouvoir, se riant par avance de votre volonté, avec une gaieté juvénile et la bonne humeur d'une nature franche et déterminée.

Vous avez relevé le gant et accepté le défi. L'épreuve commença. Bien que contrariée par les parenthèses intempestives du magistrat, les dissertations sur les phénomènes de l'hallucination sur ceci, cela et autres analogies savantes, cette épreuve eut, sinon plein succès, du moins des résultats terribles.

Ici, le professeur partage l'opinion générale qui ne veut, comme preuve de l'influence magnétique, que le phénomène du sommeil proprement dit, ce qui, avons-nous annoncé, n'est qu'un des incidents du magnétisme pratique.

« Sous les passes véhémentes dont il était criblé, investi, violenté, le sceptique se débattait avec rage, se cramponnait à la table ; il bondissait brusquement pour retomber tordu sur lui-même, convulsif, grinçant des dents, fondant en larmes involontaires, proférant des cris bizarres et affreux. Malgré cette torture, dont le souvenir me glace encore d'effroi, il avait toujours assez d'énergie et de vouloir pour lutter contre l'action du magnétisme. Le sommeil ne put donc venir. Les passes contraires, employées pour dégager le garde général incrédule, n'abou-

tissaient qu'à aggraver son supplice. Vous avez laissé les choses en l'état en abandonnant la place et la partie.

« Il est un fait que je n'oublierai pas de ma vie; Comme vous conseilliez une promenade au grand air, afin de dissiper cet état terrible, on sortit, sous le coup d'émotions violentes, mais cette fois, unanimes.

« Le garde général ne s'appartenait plus, bien qu'il eût quelque peu repris ses sens, il marchait à mon bras; quand je dis : MARCHAIT, l'expression n'est pas juste. Il flottait comme dans le vide; ses jambes semblaient s'avancer comme par une habitude mécanique, il ne touchait pas le sol, semblable aux divinités dont parle Télémaque; il se coulait dans l'air. Cette sorte de navigation d'un genre nouveau me causait une impression d'horreur secrète dont j'avais peine à me défendre. Au retour, pendant plus d'un kilomètre, même marche étrangement anormale.

« Le contre-coup de cet ébranlement nerveux fut grave.

« Le garde général, guéri de son incrédulité, fut sérieusement malade. Une fois remis de cette secousse profonde, il confirma les faits que je viens de retracer sommairement, laissant à d'autres le soin de recommencer l'expérience. »

Ce dernier passage me surprend un peu ; la maladie du sujet n'a pu consister qu'en de légères attaques de nerfs qu'il m'eût été facile de faire disparaître graduellement si elles avaient pris un caractère de persistance. Si de la puissance potétique livrée à elle-même, on ne peut pas toujours se rendre maître, il n'en est pas de même du mesmérisme à l'aide des passes. On peut toujours, avec persévérance et sang-froid, détruire son propre ouvrage. Quand les passes tranversales, l'insufflation sont inefficaces, il faut toucher le front et obtenir le dégagement par les membres inférieurs, Avec le garde général, j'ai *voulu* qu'il ressentît les effets par lui jugés chimériques.

Quant à sa conversion au magnétisme, je l'ignore. Il ne m'a jamais reparlé de la soirée où nous avons été tous deux assez imprudents. En général, les sujets qui ont subi l'influence magnétique n'en conservent qu'un souvenir lointain et confus.

« Tels sont les faits que je garantis authentiques, indéniables. A vous, mon cher ami, d'en tirer les conclusions qu'ils comportent dans l'intérêt d'une science à laquelle on voudrait opposer comme barrière scientifique une nouvelle muraille de la Chine.

« Croyez-moi toujours, etc.

« J. GÉRIN,

« Licencié ès lettres, professeur de philosophie, ancien censeur des études à N. D. d'Auteuil, etc., etc. »

Si M. Gérin n'avait pas rappelé le fait du garde général, j'eusse préféré n'en point parler, car il n'est pas précisément à mon honneur. Je savais combien ces sortes de luttes sont dangereuses, dangereuses pour l'opérateur comme pour le sujet.

Ce dernier, je le savais par le cas d'Helsen et d'autres, peut tomber dans un état de nervosité convulsive ou épileptiforme qui dure parfois pendant des années.

De son côté, le magnétiseur doit redouter les actes furieux et désespérés du sujet rebelle, dont la force est souvent décuplée en pareil cas. J'ai vu chez Du Potet un accès de ce genre. Il est vrai que la fureur ne se dirigea pas contre le magnétiseur. L'effet n'en fut pas moins violent.

Un jeune homme, tout à coup influencé par l'action magnétique du professeur, fut pris de tremblements convulsifs. Un spectateur placé près de lui et qui semblait venu là pour narguer et gouailler, le regarda sous le nez en ricanant, le secoua d'une façon insolente, comme pour démasquer un compère du charlatan. Le jeune homme, dont l'action me parut involontaire (j'étais assez près de lui), souffleta violemment le rieur, lui sauta à la gorge, le terrassa. On eut beaucoup de peine à arracher le patient à la fureur de l'énergumène, qui brisa quelques chaises avant qu'on pût le maîtriser et le calmer.

M. du Potet, contrarié de l'incident, fit observer que le battu ne devait accuser que sa propre imprévoyance.

Dans l'affaire mentionnée par M. Gérin, j'ai certainement eu tort.

Il faut confesser que l'amour-propre, l'ardeur avec laquelle je voulais faire partager mes convictions, ont triomphé de mes résolutions les plus sincères.

Après tout, qu'aux yeux d'un professeur de philosophie, d'un magistrat et d'un employé des eaux et forêts, je passasse pour un imposteur ou un cerveau faible, le mal n'était pas grand.

Je n'avais aucune mission apostolique à remplir par rapport au magnétisme. Ces messieurs pouvaient, à leur gré, en nier les effets, sans changer quoi que ce soit à l'ordre de choses établi.

Je fus donc niais dans ma vanité de magnétiseur, par conséquent, imprudent.

Mais comme ces messieurs étaient précisément du très-petit nombre de gens intelligents et instruits dont la conviction m'était précieuse, j'agis comme je ne l'eusse pas fait vis-à-vis d'une foule banale dont les sentiments m'inspirent une profonde indifférence.

Ce n'est pas tout. J'ai parlé de l'influence extrême que les dispositions de l'opérateur peuvent exercer sur le patient.

Ceci en est une nouvelle confirmation.

A Jean, à Prosper, qui étaient venus à moi, curieux mais confiants, décidés à la passivité docile, je ne fis jamais éprouver aucune secousse pénible. C'est avec une sorte d'affection bienveillante qu'il faut opérer, même lorsqu'il ne s'agit pas de malades à soulager.

Il faut dire que M. *** était un jeune homme de tempérament sanguin, assez vif de caractère, tout en ayant un excellent cœur; de plus, il était d'une force musculaire de beaucoup supérieure à la mienne.

Ses plaisanteries et celles du magistrat (le même, autant que je me le rappelle, que j'endormis à son insu, comme je l'ai dit plus haut), ces plaisanteries donc, m'agaçaient les nerfs. Or, la condition première pour le magnétiseur est de se placer au-dessus de toute émotion.

Il avait son libre arbitre en me provoquant à cette lutte, dans laquelle, en définitive, je pouvais avoir le dessous. Librement, j'acceptai le défi; on peut dire que nous joutions avec des armes égales. Un stupide sentiment de fanfaronnade m'empêcha de reculer. Alors, ce fut avec une sorte de colère intérieure que j'agis; il s'y mélait la crainte du danger très-sérieux que l'un de nous pouvait courir, danger que je ne me dissimulais pas, mais danger que ne pouvaient com-

prendre les rieurs, dont les ricanements m'exas-
péraient.

La lutte engagée, je voulais en sortir vain-
queur.

Voilà les raisons qui expliquent l'état douloureux et convulsif du patient.

Et de ceci, je tire de nouveau une conclusion
formellement opposée à celle de M. Yung, qui nie
l'influence du magnétiseur.

De cette influence évidente, je veux consigner
une autre preuve qui me revient à l'esprit. Elle
indique que les dispositions physiques de l'opérateurs aussi bien que son état moral, réagissent ac-
tivement sur le sujet.

Une fois, étant à Rome, pour satisfaire la curiosité de quelques personnes, je magnétisai un jeune
homme avec lequel j'avais été en relations fluidi-
ques plusieurs années auparavant, et sur lequel,
depuis lors, je ne faisais plus aucune tentative.
Aussi l'action était-elle lente à se produire. Il faut
ajouter que je souffrais d'une crise d'estomac fort
douloureuse et qu'il y avait un violent orage. Or,
je n'ai jamais pu me défendre, dans ces conditions de température, d'éprouver une véritable
angoisse avec frissons, sueurs et vertiges. L'action
se manifesta enfin, mais ce fut avec accompagnement de souffrances et accidents presque convulsifs chez le sujet.

Nous avons, avec du Potet, prononcé le mot de magie. Il admet, forcé qu'il est par la logique des faits provoqués par lui-même et surgissant inopinément dans le cours de ses expériences, l'existence d'êtres étrangers à l'humanité ; par conséquent, il a dû aborder le domaine du surnaturel.

Nous voudrions n'avoir pas à l'y suivre.

Il nous est impossible cependant de nous soustraire à cette nécessité. Mais avant de parler du *spiritisme,* nous voulons voir ce que le magnétisme simple, considéré comme une force dépendant de l'homme seul, peut apporter à celui-ci de soulagement dans ses maladies. Nous allons donc l'interroger au point de vue médical.

QUATRIÈME PARTIE

EXPÉRIENCES PHILANTHROPIQUES

CHAPITRE PREMIER

ENCORE UNE LETTRE DU DOCTEUR ***.

Si le magnétisme animal n'est pas une simple rêverie, une illusion entretenue par la niaiserie publique qu'exploitent quelques charlatans, si, enfin, il renferme un vrai pouvoir inhérent à la nature humaine, l'homme doit l'utiliser.

Quel emploi plus digne de ce pouvoir que l'œuvre de charité par excellence, l'apaisement des maux de son semblable!

Ceci a été compris par les premiers magnétiseurs; à partir de Paracelse qui, à travers ses extravagances, avait entrevu l'existence de l'agent, ses successeurs, Mesmer, Puységur, d'Eslon, Deleuze, le Dr Teste, du Potet, et tant d'autres, ont voulu appliquer le merveilleux fluide au soulagement des malades.

C'était l'unique préoccupation des initiateurs

qui cherchaient à connaître les propriétés de l'agent pour les utiliser avec connaissance de cause, pour faire le bien.

On sait avec quelle opiniâtreté la science officielle a toujours repoussé le magnétisme.

Il y a cependant, des esprits qui sont assez élevés et clairvoyants pour sortir des rancunes routinières et ne pas refuser absolument le concours qui leur est si généreusement offert par la nature elle-même.

Il en est, comme Teste, qui acceptent la théorie de l'agent inconnu; d'autres ne voient dans les faits étranges du magnétisme que des effets dus à certains états particuliers du système nerveux. Encore ne repoussent-ils pas ces faits et cherchent-ils à en tirer parti dans l'exercice de leur belle profession.

A tout médecin je voudrais dire :

— Essayez, et vous verrez. La nature vous donne, sous forme du somnambule lucide, un merveilleux instrument qui vous évitera les tâtonnements, les obscurités, les erreurs possibles du diagnostic. D'ailleurs, n'êtes-vous pas là pour contrôler ses affirmations, rectifier ses écarts ?

Dans le magnétisme vous avez tous les anesthésiques possibles, les purgatifs, les calmants, en un mot une vraie boutique de pharmacien, sans aucun frais.

Le somnambule non-seulement vous indiquera

le siége et la nature du mal, mais il s'agit de lui-même, la médicamentation d'une façon presque infaillible; de plus, des indications précieuses pour d'autres, indications dont votre science acquise vous fera juger la valeur.

Est il possible qu'en face de pareils résultats annoncés, un homme soit assez ennemi de ses semblables, de son art et de lui-même, pour ne pas, au moins, consulter l'agent dont on lui parle et qu'il porte en lui?

J'ai interrogé tous les médecins que j'ai pu connaître. Beaucoup étaient complétement étrangers à la question; d'autres avaient entendu parler du magnétisme comme d'une simple facétie dont un homme sérieux rougirait de s'occuper.

Quelques-uns croyaient à l'influence magnéti-que; très-peu essayaient de la transporter dans la pratique de leur profession et de l'employer, soit comme agent thérapeutique direct, soit comme simple adjuvant.

C'est à l'un de ces rares expérimentateurs que je dois la lettre suivante. Elle précéda celle que j'ai citée plus haut.

« *Cher monsieur... j'arrive au sujet qui nous in-téresse. Vous me posez de but en blanc une question à laquelle je ne suis pas préparé à répondre. Je m'occupe de magnétisme d'une façon assez suivie, mais dans un but purement thérapeutique. J'ai à ce sujet plusieurs observations assez intéressantes que je pourrai rédiger et vous envoyer quand je serai rentré à X..., ce qui aura lieu bientôt. Je pourrai vous exposer la manière dont j'emploie le magnétisme, mais ne me demandez pas de faire une théorie qui tente à en expliquer le mécanisme ou la nature! J'avoue humblement mon ignorance à cet égard, et je me contente d'employer un agent dont la puissance est parfois merveilleuse pour soulager. Je reviendrai tout à l'heure sur les moyens employés dans le but unique de soulager ou de guérir.*

« *Les Charcot, les Dumont, etc., etc., qui s'occupent de cette question à Paris, ne m'ont pas semblé, jusqu'à présent, faire autre chose que des* SALTIMBANQUERIES *(passez-moi l'expression). Ils s'amusent avec leurs sujets, et dans nn grand nombre de cas, ces derniers s'amusent à leurs dépens.*

« *A mon avis, il faut pour faire quelque chose de bien, expérimenter sur des sujets ignorant la question et le faire à leur insu. A cette condition seulement, on pourra être à peu près sûr des effets produits.* »

Je n'ai pas d'opinion personnelle sur la question. Pendant que je transcrivais cette lettre, on me prêta un numéro du *Figaro* où tout un article est consacré aux expériences Charcot. Ayant entendu parler avec admiration de M. Charcot dont j'ai lu les travaux sur l'ataxie locomotrice, etc., etc., je laisse au rédacteur du *Figaro* la responsabilité des conclusions qui découlent de son article.

L'auteur commence par une esquisse biographique et un portrait en pied, dans lesquels M. Charcot peut trouver que, s'il y a ressemblance, celle-ci n'est pas flatteuse. L'article se termine ainsi :

. . . .

. . . .

« Il faut voir M. Charcot dans ses exhibitions à la Salpétrière. La longue salle est aménagée comme une salle de spectacle. Il est dix heures du matin, et le gaz éclaire ce théâtre fermé avec soin au soleil. Le spectacle commence sans musique, comme au Théâtre-Français. Au fond, sur la scène par le *côté jardin,* comme on dit en argot théâtral, il entre, *lui,* le grand Charcot. Ses clients le suivent. Il commence simplement son cours en marchant et s'asseyant tour à tour, avec cette lourdeur particulière aux gens à taille longue et à jambes courtes. Il parle pesamment, mais sans infatuation.

« Il reprend ses épithètes avec une voix sourde et enfonce l'argument dans le cerveau de l'auditeur, comme on enfonce un clou avec un gros billot en bois.

« On apporte une femme sur une civière. Elle est atteinte de la *sclérose latérale amyotrophique.* On dirait de la statue du Désespoir. Chez elle, les deux sillons naso-labiaux sont fortement accusés. Elle entend indifférente qu'on dit d'elle : Cette femme est incurable. »

Elle laisse le médecin montrer ses jambes nues. La pudeur, qui devant le public reste aux plus éhontées, a, pour toujours, abandonné cette malheureuse. M. Charcot est impassible. Il soulève gravement la chemise de cette femme, comme on relève le voile d'une statue dans un jour d'inauguration !

Après un entr'acte, commence la scène de la grande *hysteria major*. Ici, la femme est debout. Tout à coup retentit la note vibrante d'un énorme diapason. La femme tombe en catalepsie. Même à ses jambes, on ressent le battement de son cœur, comme sur une biche tombée à l'hallali.

Alors se succèdent les trois phases de la grande hystérie : *la boule, les attitudes passionnelles, le clownisme hystérique*. Je ne viens pas décrire ces choses. Je ne vise ici que le portrait de l'homme.

L'émotion est grande dans le public. On entend battre les cœurs comme les *tic tac* d'un magasin d'horlogerie.

Les moindres détails de la scène sont découpés, comme à l'emporte-pièce, dans la buée bleuâtre et crue du gaz. On dirait de la femme au serpent de Clésinger, couchée sur un lit de féerie.

La chair, cette belle création divine, devient effrayante. Le spiritualiste a peur. C'est à douter de Dieu et de l'amour !

La femme a pris tout à coup une transfiguration paradisiaque.

Elle rit comme si on lui chatouillait la plante des pieds. Puis, elle tombe énervée. Son œil, tout à l'heure incendié, s'éteint peu à peu. M. Charcot a été le cicerone dans la promenade à travers ce ciel et cet enfer. Mais il a la voix sereine et grave de Virgile parlant à Dante !

Déjà, un autre médecin a élevé un autre théâtre, où il prouve par des scènes différentes le contraire de ce que prouve M. Charcot. Celui-ci n'a pas même réussi à diminuer la croyance en l'âme. D'ailleurs, j'ai toujours pour garants deux grands savants qui m'ont dit à moi, pendant que je faisais leur portrait :

Leverrier : « J'ai vu Dieu avec le télescope ! »

Pasteur : « J'ai vu Dieu avec le microscope ! »

J'ai pour garant la parole du grand Biot après le grand Bacon : « Un peu de science éloigne de Dieu ; beaucoup de science y ramène. »

Certes, ceux qui n'ont jamais assisté aux exhibitions de la Salpêtrière n'ont jamais vu une femme nue ! Mais est-ce de la science, cela ? Je vous le demande, grands savants ! Non, non, grands cabotins !

Et le docteur Bourneville, le fameux député de

Paris, ennemi des Sœurs, continuera à être le second de M. Charcot, à publier exclusivement les œuvres de M. Charcot. Bourneville et Charcot, comme Charcot et Bourneville!

Ah! j'ai déjà trop écrit pour ne pas être calmé. En vérité, je n'ai que de grands dédains et de grandes pitiés. Mais je voudrais que ma plume, après avoir été absolument impartiale, pût ici cracher de l'encre!...

J'ai jadis promené le lecteur dans le Paris cruel, cet enfer. Là, j'ai donné mon cœur à une Béatrix, *femme sainte, la Sœur des hôpitaux.* Le lecteur a fait comme moi. Or, cette femme est la victime de Bourneville-Charcot! L'opinion publique, l'unique reine de France, n'oubliera jamais cela!

Fasse Dieu que demain l'Académie des sciences s'en souvienne! Nommer MM. Bourneville-Charcot, c'est pardonner l'assassinat de la *Sœur* et le grand *cabotinage scientifique!*

IGNOTUS.

(Extrait du *Figaro*, 18 avril 1883.)

Laissant de côté la dernière partie de cet article qui nous écarterait du sujet, nous demandons quelle est précisément la signification de cette expérience dramatique. Si je l'ai comprise, elle a pour but de démontrer qu'une personne atteinte de névrose peut artificiellement, à la volonté d'un médecin, présenter les symptômes d'une autre maladie nerveuse. Dans l'espèce, une femme frappée de sclérose ou de myélite chronique, d'une maladie altérant la moelle épinière, interrompant la transmission volontaire, et déterminant la paraplégie ou paralysie des membres inférieurs, peut avoir une crise d'hystérie, quand on désire provoquer celle-ci. Est-ce compris?

S'il ne s'agissait que de cela, nous dirions qu'un fait si simple, si connu, n'avait pas besoin d'un si grand luxe de démonstrations bruyantes. Il y a un siècle que ce fait est prouvé par les anciens magnétiseurs, dans d'autres termes et sous d'autres formes. Mais je suppose que l'on veut prouver davantage et arriver à des conclusions qui seraient :

« On ne peut agir que sur des sujets déjà prédisposés par un état névrotique particulier; et le prétendu fluide magnétique n'a pas à intervenir ici, puisqu'un son brusque et intense amène chez la malade la crise voulue. »

Telle est, en effet, la thèse exposée par M. Yung, et je pense que c'est celle de l'école Charcot. Nous répondons :

1° Le magnétiseur est plus puissant, car il amène à volonté et artificiellement cette *paraplégie* momentanée [1] pour obtenir le même effet; tandis que

---

[1] Voir plus haut la lettre de M. Gérin.

le médecin a besoin d'une maladie chronique antérieure chez le sujet pour opérer.

2° Il ne faut pas jouer sur les mots. Nous opérons sur des sujets vigoureux et *bien portants*. Encore faut-il qu'ils soient accessibles à l'influx magnétique, ce qui suppose une certaine excitabilité du système nerveux, sans que pour cela l'état maladif soit exigible.

3° Le bruit éclatant n'est qu'un des aspects multiformes sous lesquels l'agent magnétique, *naturel* ou *provoqué*, influencera le sujet. Celui de M. Charcot n'est qu'une somnambule simple dont l'état maladif a développé les facultés somnambuliques. Tout autre procédé que le timbre agirait aussi bien.

4° En face d'une situation pareille, le vrai magnétiseur tentera d'abord de guérir, ou s'il ne le peut, de soulager la malade. A moins d'une bien cruelle soif d'argent ou de gloriole, il ne profitera pas de la maladie incurable de son semblable pour faire de lui un chien savant et souffrant. Il n'exploitera pas la misère d'une créature humaine pour l'amusement des badauds parisiens, fascinés par la *great attraction* d'une exhibition aussi indécente que barbare.

En résumé, le miracle de M. Charcot ne m'éblouit pas, car je dis : Il y a trente ans que je vois les magnétiseurs faire davantage, et moi-même, qui ne suis ni médecin, ni magnétiseur de profession, je puis être plus sorcier que lui.

Ce sont des jeux puérils et révoltants, auxquels un intérêt d'humanité et l'espoir de faire le bien peuvent seuls servir d'excuse. Agir autrement est se ravaler au niveau des baladins de tréteaux sur la foire.

Tout magnétiseur, répétons-le, a nécessairement, dans sa vie, fait les mêmes choses que M. Charcot, avec l'impudeur, le théâtre et le tam-tam en moins, avec les résultats en plus. Sa fameuse expérience avec une telle mise en scène arrive donc à démontrer un peu moins que ce dont nous sommes convaincu, depuis que nous sommes au monde.

La phrase du dernier médecin dont j'ai parlé me revient à l'esprit :

« Laissez donc votre du Potet ! c'était un charlatan ; mais allez voir Charcot ! »

Cette phrase retournée, examinée dans tous les sens, commentée à loisir, devient décidément bien amusante.

A ces considérations, il faut ajouter que le Dr Duchenne (de Boulogne) employait l'électricité dans plusieurs névroses. Or, si le magnétisme (et nous en sommes convaincu) se comporte comme l'électricité, M. Charcot, dans l'application de cet agent, ne serait que l'imitateur de M. Duchenne. Rendons la parole à notre correspondant :

J'emploie le magnétisme :

1° Comme simple agent calmant, sans provoquer le sommeil chez le sujet ;

2° En provoquant le sommeil chez certaines malades (HYSTERIA MAJOR) *pour savoir d'elles quel est le mode de traitement à suivre pour arriver à la guérison.*

Dans ce cas, je ne suis que l'instrument qui exécute fidèlement les indications données.

3° En amenant le sommeil pur et simple comme calmant.

Dans le premier cas, les effets obtenus sur un grand nombre de malades sont très-remarquables sous le rapport de la rapidité avec laquelle un soulagement est obtenu dans les formes variées de névralgies, migraines, gastralgies, etc.

Pour obtenir ce résultat, je me borne, le plus souvent, à l'application de la main sur la partie douloureuse. Dans d'autres cas, je fais des passes à des distances qui varient depuis le toucher jusqu'à un mètre et plus.

Dans d'autres cas encore, j'emploie le souffle froid ou chaud, suivant que l'expérience me l'indique.

En somme, je n'ai pas de règle fixe, et je tâtonne jusqu'à ce que je trouve le moyen qui s'adapte le mieux à chaque sujet.

« Je vous engage à lire une brochure publiée par

le docteur *Barety de Nice,* sur la force NEURIQUE RAYONNANTE.

Il établit des lois analogues à celles de la lumière. Ainsi, il réfléchit le rayon neurique sur un miroir et prouve qu'il fait un angle de réflexion égal à l'angle d'incidence. Il concentre les rayons à travers une lentille et produit un spectre neurique en les faisant passer à travers un prisme. Il démontre que certaines couleurs laissent passer le rayon, d'autres pas... etc.

Tous ces faits sont fort intéressants à lire ; le grand reproche que l'on peut faire est que les observations ayant été prises sur un sujet unique, elles ne sont pas suffisamment concluantes. Je me propose de tenter les expériences, et je vous communiquerai le résultat que j'aurai obtenu.

En tout cas, écrivez-moi pour me dire exactement ce que vous voulez savoir de moi, s'il s'agit seulement de la pratique du magnétisme ou si vous désirez connaître mon opinion sur son essence même.

Dans ce dernier cas, je vous le répète, les lumières que je pourrais vous apporter sont de faible intensité.

Voici de quelle façon j'emploie le magnétisme.

Dans le second cas, j'emploie l'hypnotisme par le regard. J'ai sur ces faits des observations curieuses et récentes qui ne sont pas terminées, vu que je continuerai le traitement l'an prochain ; une fois rentré à X..., je vous communiquerai ce qui sera fait.

Dans le troisième cas, j'emploie pour obtenir le sommeil, les passes renversées sur la tête.

Tout ce que je viens de vous dire ne représente que des données très-vagues, mais ce court aperçu des moyens que j'emploie vous permettra peut-être de me poser différentes questions sur les points qui vous intéressent plus particulièrement et auxquelles je répondrai de mon mieux. Je le ferai avec le plus grand plaisir, mais à la condition que si vous faites quelque publication à ce sujet, mon nom n'y figure pas. Je tiens à pratiquer le magnétisme sans éclat et seulement dans le but de soulager, lorsque j'en ai la possibilité.

*Je vous communiquerai aussi quelques observations prises par*** et contenues dans son ouvrage sur l'hydrothérapie.*

Amitiés, souvenirs, etc.

E. *** D. M. P.

N..., le 19 mars 1883.

Le médecin doit prudemment dans la pratique, avant plus ample informé, s'en tenir à l'empirisme.

Le rôle du physiologiste est plus étendu. Connaître exactement, à la suite de ses recherches, dans quelles circonstances il trouvera la condition essentielle, nécessaire, du phénomène, de façon à déterminer l'apparition de celui-ci d'une manière sûre et constante.

« Le but de l'expérimentation physiologique, dit Claude Bernard, est de rechercher les propriétés des éléments chez les êtres vivants, et de rattacher ces propriétés intimes aux phénomènes complexes qui se manifestent dans l'ensemble de l'être. »

Aussi bien, est-ce là ce que nous cherchons les uns et les autres.

Dans le genre d'études qui nous occupent, il faudrait diriger l'observation sur les éléments histologiques des êtres soumis à l'agent magnétique. Dans la pratique, ceci présente certaines difficultés, mais un hasard heureux pourrait servir la curiosité scientifique. C'est d'ailleurs un point sur lequel on ne peut pas insister, car il faut supposer un concours singulier de circonstances, comme une mort subite dans des conditions qui permettent l'autopsie. Le médecin peut être à la fois physiologiste et psychologue, je dirai même qu'il l'est forcément; alors, tout en se bornant à l'application du magnétisme comme agent thérapeutique, d'après les données de son expérience, il ne s'interdit pas l'usage du raisonnement. Des faits observés il doit déduire certaines conséquences, grouper celles-ci, les comparer, et de leur ensemble construire une doctrine avec des principes et des règles.

Telles sont, avec beaucoup d'autres, les réflexions que nous inspire la lettre précédente.
J'ajoute :

1° Un fait capital se dégage de son ensemble.
Connaissant depuis longtemps, soit le mauvais
vouloir systématique, soit la profonde ignorance
des médecins à l'endroit du magnétisme, j'ai re-
cherché les opinions de ceux que j'ai pu consulter.
J'ai cité quelques-unes des réponses ainsi obtenues. Enfin, la dernière est un témoignage aussi
complet que possible en faveur de notre thèse;
il émane d'un homme placé dans les meilleures
conditions pour parler avec autorité.

Il faut, malheureusement, respecter les raisons
qui lui font garder l'anonyme.

2° Quand il dit que dans le cas du sommeil lucide de l'hystérique, il ne devient que l'instrument passif de la malade se traitant elle-méme, il
est, par rapport à l'art médical, plus humble qu'on
n'oserait le souhaiter. Le Dr Teste a fait un aveu à
peu près analogue. Ceci suppose implicitement que
dans certains états du système nerveux, l'ignorant
peut connaître des choses qu'il n'a jamais apprises.
Comment, en face d'un résultat si écrasant, si renversant pour toutes les idées courantes, ne pas avouer
qu'il y a un principe indépendant des organes, un
esprit entravé par ceux-ci dans sa prison transi-
toire, en un mot, une âme spirituelle? Une âme,

qui par son essence même a, sans effort ni études, la connaissance innée de toutes les choses que nous découvrons si incomplétement et avec tant de peine?

Peut-être est-ce cette conséquence s'imposant à la logique de tout homme de bonne foi, qui fait reculer les savants, quand ceux-ci ne veulent rien admettre en dehors de la matière?

Mais laissons pour le moment ces hautes considérations, et examinons la proposition du docteur.

Essentiellement et forcément spiritualiste, car le spiritualisme seul m'explique des faits qui seraient absurdes sans lui, je ne suis cependant pas si confiant que le D^r ***.

J'ai déjà exprimé mes doutes au sujet de la science médicale des somnambules. Quand les crisiaques annoncent infailliblement l'époque des accès, prévoient les accidents, et indiquent les précautions à prendre, on peut leur accorder toute créance ; mais en est-il de même pour leur infaillibilité pharmaceutique?

Ici, il y a une cause d'erreur possible, c'est la faculté que nous avons reconnue sous le nom de « pénétration de la pensée ».

Aussi dirais-je à notre ami le D^r *** : —Votre malade, dans le sommeil par vous provoqué, au moyen de l'hypnotisation, de passes ou tout autre procédé (car ceux-ci sont indifférents, nous le répétons toujours), votre malade donc se prescrit à elle-même un traitement que vous administrez parce que vous le jugez rationnel et qu'il donne de bons résultats.

Mais cette perspicacité dans le choix du remède, cette sorte d'intuition viennent-elles de son esprit ou *du vôtre?*

Votre cerveau n'est-il pas toute une bibliothèque d'ouvrages médicaux, dans laquelle, sans longues recherches, elle trouve le volume et le texte appropriés à la circonstance?

S'il en était autrement, songez aux conséquences pratiques qui en résulteraient pour vous et vos confrères! La fermeture de toutes les facultés, l'anéantissement de tous les diplômes! A des études longues et pénibles, la substitution de quelques passes magnétiques!

Que l'on me permette, à ce sujet, une anecdote personnelle.

Malgré ma confiance assez restreinte dans l'infaillibilité des somnambules de profession, il y a trois ans, j'allai en consulter une pour ma santé. Il y avait dans cette démarche un brin de foi magnétique, quelque curiosité et beaucoup de lassitude à l'endroit des médecins, qui, en face des mêmes cas, ne tombent jamais d'accord et indiquent les traitements les plus variés.

Très-défiant, par expérience, des tours que

peut jouer la pénétration de la pensée, je m'effor-
çai, en laissant parler la voyante, de songer à toute
autre chose qu'à mes maux.

Je fus, il faut le reconnaître, vraiment surpris de la
netteté et de la précision de son diagnostic. Elle décrivit on ne peut mieux mes souffrances, en indiquant les points douloureux, désignant les organes
avec un mélange de mots vulgaires et de termes
techniques, comme peut le faire une personne
ignorante qui a feuilleté quelques ouvrages de médecine. Elle me rappela même divers accidents
qui remontaient à quelques années, et dont le
souvenir m'avait échappé.

Elle blâma fort le régime et surtout les écarts de
régime.

Jusque-là tout allait pour le mieux. Cette femme
voyait comme la somnambule qui voit à travers
des corps opaques, elle voyait aussi dans le passé ;
déjà, à plusieurs reprises, j'avais, chez d'autres
somnambules, constaté ces facultés, mais elles
étaient en rapport magnétique avec moi ; la lucidité de celle-là, vis-à-vis d'un inconnu, me parut
devoir être l'objet d'une bonne note.

Restait la seconde partie de la consultation :
après avoir vu le mal, indiquer le remède. Elle
ne fut pas brillante.

D'abord la somnambule se mêla de prédictions
qu'on ne lui demandait pas, et cela avec indica-

tions précises de dates; elles furent complétement fausses; puis elle m'adressa à certain pharmacien spécial qui, sans ordonnance, me vendit fort cher plusieurs drogues fantastiques dont la formule ne se trouve dans aucun codex; elles n'étaient pas du tout inoffensives, car je m'en trouvai fort mal.

De ce fait et de plusieurs autres du même genre, je conclus que la lucidité somnambulique doit être utilisée par la médecine, mais que la somnambule livrée à elle-même ne devrait pas se mêler de guérir, d'ordonner des remèdes, et que le pharmacien qui en délivre est, comme la somnambule elle-même, en contravention.

Que la somnambule ne soit entre les mains du médecin qu'un *outil*, outil merveilleux pour le diagnostic, mais rien de plus.

Nous avons dit qu'elle est excellente quand il s'agit de sa propre santé, et cela dans certaines maladies nerveuses. Ce n'est qu'un cas exceptionnel. Encore le médecin est-il là pour contrôler ses agissements vis-à-vis d'elle-même.

Il est évident pour moi que la somnambule en question a été fort lucide quand, usant de sa faculté, elle a vu ma maladie; cette lucidité ne s'est pas maintenue lorsqu'il a fallu faire une chose que ses études et son éducation antérieures ne lui avaient pas apprise; elle a conservé entière cette lucidité pour l'intérêt de son propre petit commerce, avec son associé le pharmacien.

Je voulus cependant retourner chez elle, lui annoncer le mauvais résultat de sa cure et l'absurdité de ses prédictions.

Elle me répondit qu'elle avait pu se tromper, vu que le jour où je l'avais consultée antérieurement, elle était en mauvaise disposition. Que dire à cela?

Des anecdotes pareilles, les adversaires du magnétisme arrivent à conclure que le somnambulisme est une simple jonglerie. C'est excessif et injuste.

3° Ce que le docteur dit de l'analogie de la force neurique avec la lumière ne doit pas nous étonner, si notre hypothèse est admissible, à savoir : électricité, lumière, chaleur, etc., manifestations diverses d'un seul et unique principe, dont ce que nous appelons *agent mesmérien* est la plus haute expression.

CHAPITRE II

D'après Rousseau, tout serait bien fait par la nature, et le rôle de l'homme se bornerait à détruire ses œuvres. L'homme lui-même naît-il bon ou mauvais? La question a été résolue dans les deux sens opposés. Beaucoup de philosophes ou physiologistes, constatant la méchanceté native de l'enfant, plus ou moins modifiée par l'éducation, disent que l'homme est naturellement un être vicieux. Quoi qu'il en soit, la vue de la souffrance excite en nous, généralement, sympathie et commisération. Est-ce instinctif? Est-ce faculté acquise par hérédité, à la suite d'une longue pratique de la vie civilisée? Nous ne chercherons pas à le savoir, mais nous tenons à constater le fait. Un accident se produit-il dans la rue, aussitôt une foule s'amasse; foule curieuse, sans doute, mais foule sympathique, prête à secourir la victime de l'accident en question.

La souffrance d'un semblable, surtout s'il s'agit d'un être faible, comme un enfant, une femme ou un vieillard, excite notre émotion, et nous voudrions atténuer cette souffrance.

Les caresses, les mots consolateurs, malgré leur inefficacité, traduisent spontanément l'impression ressentie.

En pareil cas, l'attouchement, l'imposition des mains, le regard bienveillant, nous semblent être ce que j'appellerai le magnétisme naturel, que chacun pratique d'instinct, sans en comprendre la signification.

Le magnétiseur, instruit par l'expérience, sait que son geste doit agir comme calmant, en provoquant un commencement de somnolence et d'anesthésie, par l'influence de l'agent administré à très-petite dose.

J'avais agi de la sorte dans une foule de circonstances, pour de légers malaises, lorsque le hasard me mit en rapport avec un homme qui usait souvent du magnétisme dans un but de philanthropie.

Un employé de notre Compagnie dans les Landes, M. Maillon, faisait du magnétisme à peu près comme M. Jourdain faisait de la prose.

Veuf, disait-il, d'une femme qui, longtemps malade, était devenue somnambule lucide, il avait appris d'elle les pratiques rudimentaires. A ce demi-savoir presque spontané, il joignait le souvenir de quelques recettes des bonnes femmes de son lointain village.

Dans les hameaux disséminés sur la lande, ou dans les forêts de pins, on ne faisait pas souvent appel au médecin officiel résidant au bourg. Dans des conditions pareilles, M. Maillon, avec son prestige d'étranger *savant,* devait faire merveille. Il avait d'ailleurs les allures d'un bon enfant et d'un franc luron. Bien qu'assez âgé, il caressait amoureusement la bouteille, et la grivoiserie pratique ne lui déplaisait pas.

D'après les idées des premiers magnétiseurs, les conditions du succès sont : une excessive bienveillance, la volonté de soulager, beaucoup de force d'âme, une inaltérable sérénité, une volonté énergique, conditions morales jointes à une santé robuste et à une grande vigueur physique.

Si M. Maillon, au fond, très-égoïste et souvent mauvais coucheur, sournois sous son masque de gaillardise et de verve gauloise, n'était pas ce que, moralement, on pouvait souhaiter, en revanche, les qualités physiques ne laissaient rien à désirer.

Il parlait de jeter les gens par la fenêtre dans ses jours de mauvaise humeur; aux moments de gaieté, il les prenait et les promenait sous son aisselle, comme on prend un portefeuille. Il est certain que dans un phalanstère, au lieu de l'employer à aligner des chiffres sur un registre, on eût tiré un parti plus matériellement utile de ce mastodonte humain.

Un jour, nous allâmes voir la femme d'un de nos ouvriers, gravement malade à la suite de couches. Comme le médecin, en vertu d'arrangements spéciaux, visitait toujours les employés de la Compagnie, cette femme avait déjà subi son examen. Il n'y avait rien à espérer. Les pratiques de M. Maillon devaient être indifférentes quant au résultat. Le médecin ne lui cherchait jamais noise à ce sujet. Il savait bien qu'à son défaut, les indigènes auraient recouru à quelque sorcière du pays. A cause de l'extrême puissance musculaire de M. Maillon, celui-ci déplaçait-il une grande quantité de fluide? Entre cette puissance et le développement de la force magnétique, il doit y avoir certaine relation. Dans quelle mesure, je l'ignore. Il est positif que notre homme obtenait des effets appréciables et très-rapides.

Entre les fonctions du cerveau et celles des muscles, il y a différence essentielle de nature; c'est aux premières qu'il faut rapporter l'action magnétique, mais les muscles peuvent aider l'opérateur à soutenir plus longtemps la fatigue résultant des efforts qu'il s'impose.

Je ne l'avais vu agir que dans des cas de simples malaises, douleurs de tête, d'entrailles, ou états nerveux ; ici, la maladie défiait magnétiseurs et médecins.

Cette femme, primipare, avait eu un accouchement laborieux. Elle gémissait doucement, se plaignant sans cesse du ventre, qui était fort ballonné. Ce murmure continu, exhalé dans le délire, avec des mots inachevés et sans suite, était coupé, de temps à autre, par des cris aigus. Nous pûmes constater la chaleur de la peau, la fréquence du pouls et la contraction douloureuse des traits inondés de sueur.

M. Maillon se mit aussitôt à agir au moyen de passes vigoureuses et répétées sur l'abdomen, siége principal de la douleur. Quand la malade parut s'apaiser un peu, nous nous retirâmes.

Quelques heures après, on vint rechercher M. Maillon. Celui-ci étant absent, j'allai à sa place, et, sur la demande formelle des parents et amis qui encombraient la cabane, je recommençai les agissements de mon collègue.

Le ballonnement du ventre avait singulièrement augmenté, ainsi que la fréquence du pouls ; le délire était devenu des plus intenses, les vomissements incessants.

J'eus soin de prévenir les assistants que la malade était irrévocablement perdue, condamnée par le médecin ; que nous n'étions pas médecins nous-mêmes, et ne faisions pas de miracles ; qu'enfin, il fallait s'estimer très-heureux si nous pouvions apporter quelque soulagement momentané et adoucir les dernières heures de la victime.

Nous avions, vraisemblablement, affaire à l'affection appelée, en médecine, métro-péritonite, avec complication purulente. Il faut croire que les violents agissements de M. Maillon, dont l'effet visible était le gonflement plus accentué du ventre, avaient dû accélérer, en la facilitant, la suppuration dans le péritoine. On n'a qu'à parcourir le *Journal du magnétisme* et l'ouvrage du docteur Teste, pour admettre que ces effets peuvent, sans ridicule, être attribués à l'action magnétique. Le dernier parle de tumeurs opiniâtres réduites par cette même action.

Comprenant, pour ainsi dire instinctivement, l'état de la malade, dont le médecin nous avait d'ailleurs dit quelques mots, je pensai que les manœuvres tout à fait locales de M. Maillon ne devaient, sans beaucoup soulager la malade elle-même, que précipiter la maladie. Ne pouvant enrayer celle-ci, il fallait essayer d'en atténuer les effets douloureux. J'employai donc les passes céphaliques d'abord, pour l'engourdir et l'insensibiliser, puis des passes générales à grands courants, très-doucement, tout le long du corps. Au bout d'un temps assez long, les contractions de la face diminuèrent ; il y eut suspension de vomissements.

La respiration se fit plus calme et plus douce. Enfin, graduellement, l'état violent se transforma en une crise somnambulique. La malade cessait de parler et de crier, dans le délire, pour prononcer quelques phrases distinctes et sensées.

Elle s'exprimait dans la langue du pays, peu intelligible pour un Français du Nord, nouvellement arrivé dans ces parages. On me dit qu'elle était très-contente de ne plus souffrir de la douleur qui lui déchirait les entrailles, et qu'il fallait continuer.

Elle eut, sans doute, des lueurs de lucidité en annonçant qu'elle mourrait le lendemain à une heure dite, mais sans nouvelle souffrance.

La prédiction se vérifia.

Ce fait indique les ressources que l'on peut puiser dans le magnétisme, au point de vue, sinon de la guérison, du moins de l'apaisement dans les cas désespérés.

Il remplacerait les calmants et narcotiques que l'on emploie souvent et qui sont difficiles à se procurer loin de certains centres. Nous étions précisément dans des conditions topographiques de ce genre.

Dans les longues solitudes de cette région, dite « la Grande-Lande », que ne traversaient ni route ni voies ferrées, les indigènes, malgré une vive intelligence naturelle, étaient, par rapport à la civilisation, comparables à des Peaux-Rouges de l'Amérique. Leur genre de vie et leurs habitations prétaient à cette ressemblance. Dans la clairière d'une forét de vieux pins, quelques huttes de bois formaient un village.

En dépit de certains savants et esprits forts de l'endroit, la masse croyait à la sorcellerie et aux loups-garous.

Peut-étre eût-il été dangereux de continuer nos opérations ; car, considérés comme magiciens, nous pouvions devenir responsables des accidents qui se produiraient dans le pays. A chaque instant, on aurait pu nous appeler près des malades et nous accuser de mauvais vouloir en cas d'insuccès. Notre influence vis-à-vis de ces gens, extrémement défiants, craintifs à l'endroit de tout étranger, devait étre, d'après eux, hostile aussi bien que favorable.

Je crois que M. Maillon cessa de magnétiser ; quant à moi, gravement atteint par les fièvres du pays, j'eus à m'occuper de ma santé avant de songer à celle des autres.

ÉPILEPSIE.

En 1856, j'allai passer plusieurs mois chez une de mes tantes (celle dont j'ai parlé à propos du rond magique). Elle avait à son service, comme employée à la basse-cour, une femme de trente-cinq ans, la nommée Élisa F..., qui, forte et bien constituée, ordinairement gaie de caractère, tombait de temps à autre dans des accès de marasme et de méchanceté qui la rendaient redoutable aux autres domestiques. On ne découvrit qu'au bout d'un certain temps le secret de ces variations.

Élisa était sujette à l'épilepsie, et cet affreux mal, disait-on, lui était venu vingt ans plus tôt, à la suite d'une grande frayeur. Elle-même ne s'en rendait pas compte bien clairement.

Il fallut l'œil exercé du médecin pour reconnaître que cette femme avait des attaques nocturnes, révélées par des pertes d'urine et de petites écorchures à la langue, résultant de morsures que la malade se faisait pendant l'attaque.

De l'épilepsie, au point de vue médical, je ne savais rien ; cette maladie m'inspirait, comme à tout le monde, une terreur presque superstitieuse, et, de plus, un horrible dégoût ; ceci en raison de la circonstance suivante.

Pendant mon enfance, à Naples, j'avais souvent vu, sous les fenêtres de notre habitation, un malheureux tout dépenaillé, qui paraissait idiot ; adossé au mur, il se livrait en pleine rue aux habitudes dites, mal à propos dans son cas, secrètes ; les domestiques et les gamins du voisinage le pourchassaient à coups de pierres et de balai. La police, n'étant alors préoccupée que de conspirations, lui laissait toute liberté.

Bavant, écumant, se tordant avec des contorsions hideuses, le misérable tombait sur les tas d'immondices que les autorités locales ne songeaient nullement à faire disparaître.

Les passants, du pied, le repoussaient contre le mur. Telle était l'horrible image qui, fatalement, au mot *épilepsie*, se dressait dans mon souvenir. J'avais lu dans les ouvrages de du Potet, le *Journal du magnétisme* et les récits du docteur Teste, que la magnétisation peut guérir les épileptiques. Encore, ce dernier ne cite-t-il aucun fait qui lui soit personnel.

Dans de pareilles conditions, il eût été bien téméraire de ma part d'essayer du traitement magnétique proprement dit. Rien, d'ailleurs, ne m'y autorisait. Je n'étais plus, comme dans les Landes, en pays perdu, à l'abri des poursuites pour exercice illégal de la médecine. Une imprudence pouvait amener des accidents dont je serais responsable.

Nous savions par le médecin de ma tante qu'Élisa était complétement épileptique. Les accidents, devenus diurnes, s'étaient déclarés devant le personnel de la maison et se succédaient en moyenne deux fois par mois. Le médecin ajoutait qu'il n'y pouvait absolument rien.

En effet, l'épilepsie est une de ces maladies qui arrachent à la médecine officielle l'aveu de son impuissance. Quelles sont ses ressources? L'opium à haute dose, d'après Trousseau. Suivant d'autres maîtres, la belladone, du bromure de potassium, des sels de zinc, du sulfate de cuivre. On avait essayé des médicamentations diverses, des saignées, et cela en pure perte.

L'hygiène aussi est prescrite. Surveillance rigoureuse des fonctions digestives; séjour à la campagne avec exercice modéré. Passe pour le premier article, imposé à Élisa par la nature de ses fonctions. Quant à l'exercice modéré, il était dérisoire pour une pauvre créature obligée de gagner son pain et celui de ses enfants, en allant, dès quatre heures du matin, couper de l'herbe et la rapporter à ses bestiaux en la charriant par énormes brouettées.

On en peut dire autant des bains prolongés. Éviter les émotions est encore un des préceptes hygiéniques des plus réjouissants. En somme, tout cet ensemble de prescriptions se réduit à un programme d'amusement pour les riches et les oisifs.

Je ne pensais nullement à guérir, mais j'étais à la recherche de toutes les occasions d'expérimenter. Je savais les épileptiques sensibles à l'action magnétique.

Si j'agis, ce fut en curieux et non en médecin.

Je voulais savoir quel effet j'obtiendrais, espérant, sans oser l'affirmer, qu'il ne se présenterait aucune complication fâcheuse. Un jour, pendant que cette femme travaillait au jardin, sans la prévenir, je fis quelques passes. Au bout d'un temps fort court, elle commença à trembler et à frissonner, en se plaignant d'un fourmillement qui, de la main gauche, remontait le long du bras, jusqu'au cou. Je sus depuis que chaque attaque était précédée de cette sensation bizarre et pénible. C'est l'*aura epileptica* des médecins. Craignant de provoquer une crise chez cette femme, je m'arrêtai. Cependant, le frisson dont j'ai parlé dura assez longtemps et détermina un malaise qui lui fit interrompre son travail et l'obligea de se mettre au lit. Le sujet n'avait pas un instant perdu connaissance.

Interrogé sur ce qu'il ressentait :

— Ça m'a fait b..... mal, tout comme quand je vais avoir *quelque chose*.

Les traités spéciaux donnent comme caractéristique de l'épilepsie la soudaineté de l'attaque foudroyant le patient sans avertissement préalable. Ils reconnaissent toutefois des exceptions à cette règle. Chez Élisa, les bizarreries d'humeur dont nous avons parlé étaient les signes avant-coureurs de l'attaque. Suivant certains auteurs, ils indiquent l'état particulier qu'ils appellent vertige épileptique ; ou bien encore, ils viennent à la suite des attaques avec une violence souvent terrible, comparable aux accès de démence furieuse. Le malaise général et la sensation localisée dans la main gauche, pour remonter aux centres nerveux, accompagnaient une décomposition des traits et certain changement dans le regard, auxquels les domestiques, compagnons d'Élisa, ne se méprenaient pas. Il faut dire que la malheureuse louchait abominablement. Elle attribuait aussi ce strabisme convergent à des convulsions causées par une vive frayeur. D'ailleurs, les pronostics fâcheux se présentaient avec une rapidité excessive.

Environ quinze jours après mon fugitif essai, le cocher et la cuisinière m'appelèrent pour les aider à soigner Élisa qui tombait du *haut mal*.

Leurs soins se bornaient à l'étendre sur son lit, lorsqu'il en était temps encore, et à l'empêcher, autant que possible, de se blesser dans ses mouvements désordonnés.

C'est, en définitive, à cela que se réduit le rôle des plus habiles médecins.

Quand j'arrivai, Élisa venait de tomber à terre dans sa chambre, en poussant un grand cri.

On la mit sur son lit. Toutes les phases de la crise, dans l'ordre indiqué par les médecins, se déroulèrent devant moi, avec une violence extrême.

Je commençai aussitôt à la magnétiser à grands courants.

Si l'on me demandait pourquoi j'agis ainsi, malgré les doutes et les craintes précédemment indiqués, je répondrai que je l'ignore et que j'agis presque instinctivement.

La tête roulait d'un côté; la face était d'une pâleur livide, les membres contractés avec une excessive rigidité. Le cocher ne put arriver à desserrer les mains dont le pouce était infléchi sur la paume et recouvert par les autres doigts.

On parvint à dégrafer le corsage.

A la première phase, dite tétanique ou tonique, succéda celle des convulsions cloniques.

J'emploie ici les termes médicaux usités. C'est après coup, en lisant des ouvrages sur la question, que je constatai l'identité des phénomèues caractéristiques de l'épilepsie avec ceux que je vis alors.

Malgré l'aide des domestiques, je renvoyai ceux-ci. Leurs réflexions m'impatientaient, me distrayaient, en m'enlevant ma liberté d'action. Je les priai seulement de bien assujettir traversins et oreillers, pour empêcher la malade de se briser la tête contre le mur ou le fer du lit.

Le visage, mortellement pâle, devint d'un rouge intense violacé; les yeux roulaient dans l'orbite, et les plus affreuses grimaces contractaient tous les traits; la langue était pendante; les dents claquaient, et des coins de la bouche tordue, sortait une bave sanguinolente ; le corps se soulevait tout entier, puis retombait lourdement sur les matelas, pendant que bras et jambes évoluaient avec une violence désordonnée.

J'étais sous le coup d'une indicible horreur, car dans ce visage hideux je retrouvais l'expression du misérable idiot napolitain se tordant dans la rue.

Cette période de la crise, au dire des spécialistes, ne se prolonge pas au delà de deux à trois minutes au maximum. Elle me sembla alors d'une durée infinie. Je ne cessai pas de magnétiser, et tout en agissant, je me demandais si la malheureuse n'allait pas se briser elle-même, succomber dans son accès, et quelle serait ma part de responsabilité dans cet événement. Les domestiques, malgré mes ordres, étaient restés sur le palier ; par la porte entre-bâillée, ils regardaient.

Je me sentais couvert d'une sueur qui se glaçait instantanément tout le long de mon corps.

Un moment, j'eus la tentation d'abandonner l'expérience pour laisser le sujet se tirer d'affaire comme il plairait à Dieu.

Le cocher, sans le vouloir, vint à mon secours.

— Ça n'a jamais été *si pire,* dit-il en se montrant à la porte. Faut croire que ce que vous lui faites, ça occasionne du mal. Vaudrait peut-être mieux la laisser tranquille.

Cet homme était fort ému, ainsi que la cuisinière.

Leur trouble me rendit une confiance que je sentais ébranlée.

— Mêlez-vous de ce qui vous regarde, leur dis-je. Je sais ce que je fais. Il n'y a aucun danger; seulement, taisez-vous.

Fort des enseignements de du Potet, des préceptes de tous les magnétiseurs prescrivant bienveillance et sang-froid, rassuré par ma propre conscience, je redoublai d'efforts et de ténacité dans l'action magnétique.

J'étais singulièrement agité par la connaissance parfaite des troubles que l'émotion du magnétiseur peut causer dans l'état du sujet,

Je me roidis contre l'impression, à la fois de crainte et d'horreur, qui avait failli paralyser ma volonté.

Probablement que l'amour-propre se mêla de la partie, et que pour éviter un échec devant des spectateurs ignorants et prévenus, je mis tout en œuvre afin d'assurer le triomphe du magnétisme.

Après un temps qui, je le répète, me parut terriblement long, je vis les convulsions s'apaiser graduellement, la coloration reprendre sa nuance normale, la respiration se régulariser. Après quelques soubresauts et un léger frissonnement, Élisa parut s'endormir. J'éprouvai comme une dilatation de bien-être, sensation du noyé revenant à la vie. Normalement, aux convulsions cloniques succède un coma profond, un anéantissement total.

Dans le cas d'Élisa, sans que je l'eusse prévu, ni souhaité, le sommeil magnétique remplaça le coma réglementaire.

A mon grand étonnement, une expression de sérénité et de quasi-béatitude se répandit sur cette face qui venait d'être si atrocement bouleversée ; un sourire calme remplaça la torsion des lèvres ; enfin, elle ouvrit un instant, un seul instant, les yeux, pour les refermer aussitôt. Si je ne fus pas dupe d'une hallucination de la vue, ce qui est possible, à cause de l'extrême rapidité de la vision, je puis dire qu'Élisa me regarda avec des yeux parfaitement *droits,* chargés d'une expression pleine d'intelligence et de douceur. N'était la crainte du ridicule en parlant d'une créature si laide, je dirais qu'à l'ensemble des traits reposés, de l'aménité du sourire et de la profondeur d'expression du regard, on pouvait appliquer l'épithète d'angélique.

Cette expression si radieuse se manifeste très-souvent sur le visage des somnambules qui accusent une profonde sensation de bien-être.

A ce moment, l'existence de l'âme me parut, par une simple impression, mieux démontrée que par toutes les démonstrations philosophiques ou les sermons religieux.

Je sentis qu'à travers cette masse inerte de matière torturée et abattue par le mal, un principe indépendant d'elle se faisait jour et la forçait à lui livrer passage pour une de ses manifestations.

— Merci, dit Élisa, vous m'avez encore fait b... mal; mais ça ne fait rien; me voici tout à fait guérie.

— Voulez-vous dire que vous ne retomberez plus dans vos crises?

— Non, je n'en aurai plus jamais.

Le fait paraissait tellement invraisemblable que je lui fis répéter, à plusieurs reprises, son affirmation. J'essayai même de la dérouter en lui demandant quand elle aurait sa prochaine attaque; car les somnambules, avons-nous dit, prédisent d'une façon exacte leurs rechutes.

— Mais je vous dis, répéta-t-elle avec impatience, que je suis guérie et que je n'en aurai plus jamais.

Puis frémissant, comme prise d'une terreur rétrospective :

— Vous avez eu peur et vous avez voulu me lâcher?

— C'est vrai; mais j'ai continué malgré cela. Ai-je bien fait?

— Oh! oui!

— Si j'avais cessé pendant la crise, que serait-il arrivé ?

— Eh! mon Dieu, mon Dieu! je serais restée comme simple (idiote).

— Que faut-il faire maintenant? Dois-je vous magnétiser encore?

— Merci. J'en ai assez pour dormir jusqu'à ce soir, et puis il n'y paraîtra plus.

Toutes les personnes qui ont connu cette femme, en y comprenant le médecin de la maison, ont pu attester qu'elle n'eut jamais de nouvelle attaque jusqu'à l'époque de sa mort, qu'une maladie tout à fait indépendante de l'épilepsie détermina dix ans plus tard.

Élisa savait me devoir cette guérison radicale, et elle s'en montra toujours fort reconnaissante.

Voilà un fait de nature à faire réfléchir les médecins.

Un ignorant peut donc, en quelques instants, pour ainsi dire en se jouant, par l'action magnétique, se rendre maître d'une maladie que la science reconnaît à peu près rebelle à son pouvoir.

L'effet thérapeutique du magnétisme s'impose comme une nécessité logique à tous les esprits droits et sincères. Si loin que l'on veuille pousser l'analyse dans l'intérieur de l'être matériel, on trouve que la dernière des cellules organiques est plus ou moins pénétrée par quelque ramification du système nerveux. Dès que celui-ci peut être modifié par le magnétisme, comme nous l'avons démontré, il en résulte des changements dans les organes.

Si, par exemple, à l'homme sain, grâce à ce même agent, on impose des modifications transitoires morbides, on doit agir sur l'homme malade en impressionnant le système nerveux, qui, lui-même, répercute son action sur l'organisme.

Le magnétiseur fait naître et se développer des phénomènes de motilité réflexe, en diminuant l'innervation cérébrale au profit de l'innervation spinale, produisant ainsi des désordres nerveux et psychiques. L'équilibre est rompu, et il se produit une ataxie *cerébro-spinale,* avec symptômes épileptiformes ou hystériques.

Si, au lieu d'être artificiels, ces désordres naissent d'une maladie, le magnétiseur peut, par son action déjà expérimentée sur le système nerveux, remonter à la source du mal et y apporter remède ou soulagement.

Dès lors, nous ne comprenons pas la négation du pouvoir magnétique et de son efficacité dans toutes les maladies où le système nerveux est intéressé.

L'exemple précédent nous paraît être une preuve éclatante de cette proposition.

Nos adversaires auront toujours la ressource de dire que, dans cette cure, le magnétisme n'est pour rien, et que la maladie a disparu parce qu'elle devait naturellement disparaître. Il nous est matériellement impossible de prouver le contraire ; soit ; mais rétorquant l'argument, nous défions un médecin de prouver davantage, quand il prétend avoir guéri un malade.

HYSTÉRIE ET COMPLICATIONS.

Pour éviter longueurs et redites, je négligerai beaucoup de faits indiquant l'efficacité du magnétisme appliqué médicalement ; je me bornerai à résumer une série d'expériences suivies pendant plusieurs années sur la même personne.

Ce n'est pas le tempérament nerveux qui domine chez madame Gabrielle. Sa constitution primitive est excellente. Lorsque je la connus, elle avait eu les légers accidents chlorotiques si fréquents chez les personnes de son âge.

On doit attribuer à une circonstance particulière certaines perturbations caractéristiques.

Un propriétaire des environs avait fait sur elle des essais de magnétisation. Ayant obtenu le sommeil, il ne put arriver qu'au dégagement incomplet.

J'ai connu, depuis, ce brave homme qui, sans aucune étude préalable, jouait du magnétisme avec l'intrépidité de l'ignorance audacieuse, comme si la puissance mesmérienne n'avait été inventée que pour l'amusement des imbéciles de son espèce.

Aussi la jeune personne était-elle sujette à certaines crises qui se terminaient par un état de léthargie durant plus ou moins longtemps ; la famille ne s'en alarmait pas.

Rien de plus compréhensible que l'extrême facilité avec laquelle elle éprouvait les effets de l'agent magnétique.

J'en ai usé pour son bien lorsque l'occasion s'en présenta, c'est-à-dire dans les cas assez nombreux de malaises ou de maladies légères.

Les facultés de clairvoyance révélées, je l'ai dit plus haut, par l'heureux résultat de nos recherches pour un objet égaré [1], m'offrirent une tentation de curiosité à laquelle je ne sus pas résister assez, si bien qu'elle fut souvent endormie pour des motifs futiles et même, je l'avoue, pour satisfaire et convaincre des sceptiques.

J'ai donc eu le grave tort de prolonger, parfois outre mesure, des séances fatigantes pour le sujet, afin d'éclairer des gens dont, au fond, l'opinion devait m'être indifférente.

[1] Voir chap. I de la IIe partie, Obs. IV.

Vers 1865, la santé de madame G... s'était maintenue bonne, à travers la fatigue de plusieurs grossesses et allaitements.

A cette époque, arriva un trouble général accompagné de vomissements incessants qui rendaient l'ingestion des aliments tout à fait impossible.

Il fallut bien reconnaître que cet état pénible, avec de vives douleurs internes, n'était pas dû, comme on avait pu le croire, à une nouvelle grossesse.

Alors on accusa l'estomac; celui-ci fut soumis à une série de traitements fort compliqués. Une pleurésie survint, pour obscurcir encore la situation.

Il faut introduire maintenant un personnage qui joua un grand rôle dans notre existence :

Le docteur Ernest P***, encore fort jeune, très-instruit, intelligent et chercheur, depuis peu établi dans notre voisinage, avait plusieurs fois été appelé pour de légers accidents.

Peu à peu une grande intimité s'était établie entre nous, si bien que nous voyions en lui beaucoup plus l'ami que le médecin. Aussi nos fréquentes relations autorisaient-elles une grande liberté dans l'expansion des idées.

Je lui confiai donc sans réticence mes craintes et mes doutes sur l'efficacité de la médication suivie.

Il me prêcha patience et confiance. Sur ces entrefaites, un autre médecin, ancien ami des vieux jours du quartier latin, étant venu me voir, il y eut une consultation tout intime et officieuse entre nous.

De tout cela résulta que l'on vint à peu près à bout de la pleurésie; quant à l'estomac toujours révolté, on l'apaisa avec du laudanum à haute dose, ce qui ne l'empêcha pas de continuer à rejeter tous les aliments, même la croûte de pain desséchée; la pepsine ne réussit pas mieux.

Cette situation profondément affligeante se prolongea pendant des mois et des mois.

Enfin, Ernest eut l'idée que l'estomac, soumis à une série d'expérimentations et de supplices variés depuis si longtemps, n'était peut-être pas le vrai coupable, qu'il se conservait parfaitement sain à travers ces désordres. Les vomissements, dans le jargon médical, furent traités de sympathiques. Sympathiques ou non, ils devaient disparaître. Le docteur voulut que l'on consultât, à Paris, certains spécialistes, de ceux que l'on désigne sous le nom pompeux de princes de la science.

Il ne se défiait pas de son propre diagnostic, mais en raison de sa jeunesse il voulait, disait-il, ne pas prendre seul la responsabilité d'un traitement qui, selon toute apparence, serait long et difficile.

Il fallut donc interroger cinq ou six célébrités

qui se firent payer cher sans avancer les choses.

Si l'on voulait s'amuser à faire les portraits des princes de la science, on aurait un album de silhouettes fort divertissant.

J'en découperai une seule.

Un médecin de Paris étant venu dans nos environs, l'ami Ernest, craignant, dit-il, qu'on ne lui fît un reproche de ne pas avoir profité de l'occasion pour réclamer son avis, nous l'amena en consultation.

Le prince, préoccupé de l'heure du chemin de fer, consultait souvent un magnifique chronomètre.

C'était un ancien *beau*, mettant les pouces dans l'éntournure du gilet, se passant la main dans les cheveux, prenant des poses de torse et de jambes devant l'armoire à glace, pendant qu'Ernest faisait l'historique abrégé de la maladie et donnait l'indication du traitement.

Il n'examina pas la malade, mais se contenta de dire galamment qu'elle était jolie et avait le teint d'une extrême fraîcheur.

A ce petit madrigal où l'on sentait comme la saveur du dix-huitième siècle, il voulut bien ajouter :

— J'approuve sans restriction tout ce que vient de dire mon jeune confrère, et ne puis vous laisser entre meilleures mains.

Il ne paraissait pas avoir entendu un mot de ce que disait le « jeune confrère ».

Celui-là était vraiment le prince *Charmant*.

Son apparition ne coûta qu'une cinquantaine de francs, par la double raison que nous étions en relations de voisinage avec la personne pour laquelle il était venu de Paris, et qu'un confrère avait sollicité sa visite chez nous.

Un beau jour, je me décidai à avertir M. Ernest que l'apaisement de sa conscience nous coûtait un peu cher, qu'il avait toute notre confiance ; puisque les princes étrangers consultés à grands frais lui donnaient raison, il pouvait entreprendre la cure à lui seul. Quelle qu'en dût être l'issue, nous reconnaîtrions le zèle de sa persévérante amitié.

L'attestation de cet excellent garçon et son controle pour ce qui me reste à dire me seraient bien précieux. Je les lui demanderais si nous ne nous étions pas perdus de vue depuis de longues années.

En somme, comme il l'avait prévu justement, les désordres de l'estomac tenaient à une cause indépendante de cet organe ; il fallait en chercher le secret dans une certaine déviation occasionnée par suite de couches. On devait remédier à cet accident ; le reste, consécutivement, reprendrait ses fonctions normales. La pleurésie avait, de son côté, laissé des traces.

De cette triple influence comme résultat, naissait une perturbation générale des plus douloureuses, un état d'irritation nerveuse extrêmement pénible, car elle avait un retentissement profond dans la situation morale.

Ernest ne croyait pas à la vertu du magnétisme en tant qu'agent médical.

J'avais cessé, depuis quelque temps, mes expériences, lorsque la maladie de G... me donna l'idée d'en parler au docteur.

— Je ne veux en rien, lui dis-je, vous contrarier; autant que vous je déteste la médecine des amateurs; je me défie de tous ces braves gens qui ont toujours à propos du moindre accident un tas de recettes dans leur poche. Un profane ne peut pas être aussi instruit que le médecin; je puis cependant vous assurer que le magnétisme vous rendrait des services. Je ne l'emploierai que d'après votre consentement formel, quand vous aurez vous-même constaté l'efficacité de mon secours.

Il appliquait en conscience les traitements recommandés par ses maîtres, *secundum artem*, et n'obtenait que des intermittences de mieux.

Une circonstance d'ailleurs facile à prévoir détermina le consentement du docteur.

J'eusse pu, il est vrai, ne pas l'attendre, mais il y avait une responsabilité à endosser, des reproches à craindre.

Ernest, s'étant assuré, à plusieurs reprises, de la déviation de l'organe, avait employé les moyens mécaniques connus pour faire disparaître l'antéversion. L'irritation causée par ceux-ci devait amener des crises nerveuses.

Je ne veux pas dire que ceintures, pessaires et autres outils de torture doivent fatalement amener l'hystérie ; mais s'il y a des causes prédisposantes, ils ne peuvent que les aider. Il faut espérer que la médecine de l'avenir amènera leur suppression, et qu'ils figureront au Musée de Cluny pour l'édification des antiquaires.

Le hasard me servit à souhait. Ernest était précisément chez nous, lorsque les accidents se déclarèrent.

Prise d'un grand malaise, G... fut portée **sur** son lit ; frissons, grincements de dents, hoquet et sanglots accompagnés d'une toux rauque, apparurent. L'étouffement produisait une angoisse déchirante ; tout le corps était agité par des secousses d'une violence extrême. Elle portait les mains à son cou comme pour se déchirer la gorge et livrer passage à l'air. La contracture des muscles des bras était tellement intense, qu'en unissant nos forces, nous ne pouvions réprimer ce mouvement,

J'avais jadis, en accompagnant des amis dans les hôpitaux, vu des crises de même nature.

— Nous y sommes, dit Ernest.

— La boule hystérique, n'est-ce pas ?

— Oui, et la crise est carabinée. Nous en aurons pour longtemps.

— Que pouvez-vous y faire ?

— Rien pour le moment, si ce n'est d'empêcher la malade de se blesser. Il faut que la crise se développe et vienne à s'épuiser toute seule. Ce n'est que le début d'une longue série d'accidents semblables. Nous y remédierons par un traitement spécial.

— Mais, mon cher ami, vous ne pouvez pas empêcher qu'elle se lacère pitoyablement, à moins d'employer une camisole de force ou d'appeler quatre hommes de la garnison à votre secours ; ceux-ci lui briseraient les bras ; laissez-moi faire, ne fût-ce qu'une minute.

Le moment était mal choisi pour la discussion. Au moyen de passes et de frictions magnétiques, j'obtins l'immobilité des bras, frappés de rigidité cataleptique ; le premier danger étant conjuré, je pus continuer à travailler sur les membres le plus violemment agités par les spasmes.

Le docteur dut bien, cette fois. reconnaître l'efficacité de l'agent employé et convenir que s'il l'avait à sa disposition, il l'utiliserait dans beaucoup de cas semblables.

Il arriva alors un phénomène que je ne voulais pas produire, et qui, dans une certaine mesure, pouvait contrarier le médecin.

J'avais voulu magnétiser et non *puységuriser,* agir localement, mécaniquement, sur les parties contractées, sans intéresser le cerveau.

Le sommeil se produisit avec lucidité. Ce résultat inopiné était dû à la facilité d'imprégnation fluidique amenée par les magnétisations antérieures.

L'accès proprement dit, avec son cortége de mouvements désordonnés, avait disparu pour faire place au sommeil calme, heureux, quasi extatique, que présentent beaucoup de somnambules. Il y avait eu transformation.

Dans les cas ordinaires, la crise se termine brusquement, ou peu à peu, avec accompagnement de larmes. Souvent aussi, aux convulsions qui durent jusqu'à trois quarts d'heure, succède une syncope ou un état comateux qui peuvent se prolonger.

Or, le médecin ignorant des choses magnétiques devait dans cette transformation de la crise en sommeil, d'abord, voir une abréviation fâcheuse de l'état aigu, puis étre porté à considérer ce sommeil comme naturel et figurant le coma dont nous parlons. En tout cas, le somnambulisme masquait pour lui la maladie cachée sous cette apparence de calme artificiel.

La lucidité de la malade lui donnant des indications précises, le rassura, et il fut graduellement amené à une grande confiance.

Cette lucidité cependant s'était singulièrement obscurcie, ce qu'il faut attribuer à la longue cessation de mes manœuvres magnétiques et surtout à l'énorme dose de laudanum administré pour apaiser l'estomac.

L'action magnétique est entravée, paralysée par l'usage des narcotiques. A force de bourrer la malade de remèdes, on avait terni la clairvoyance du sujet.

Nous ne recherchions plus cette vision merveilleuse pour en faire l'objet de la curiosité ou de l'étude ; elle devait maintenant s'appliquer au traitement.

Je ne voulais pas, au début, la provoquer, pensant que le magnétisme simple devait s'employer ; celui-ci ayant appelé le somnambulisme lucide, je trouvai bon de l'utiliser.

Si atténuées que fussent alors les facultés de la voyante, le docteur en fut grandement surpris. Elle répondit à toutes ses questions et lui donna sur son état de santé des éclaircissements précieux.

Tout d'abord, elle le rassura sur l'effet de mon intervention pour calmer la crise.

Mon action, dit-elle, n'avait été que bienfaisante, et elle exprima le désir de me voir près d'elle, quand pareil accident se renouvellerait.

Elle ne voyait pas encore assez bien pour prédire exactement l'époque des accidents futurs, faculté qu'elle poussa plus tard jusqu'à l'infaillibilité.

Pendant la période qui suivit, le mesmérisme agit :

1° Mécaniquement, en imposant l'immobilité voulue pour empêcher la malade de se faire mal;

2' Comme calmant, pour procurer le sommeil normal succédant au puységurisme.

3' Comme insensibilisateur, en permettant au médecin des investigations toujours physiquement et moralement pénibles. Il fallut y recourir dans une petite opération chirurgicale.

4' Comme agent direct. Sous forme d'eau magnétisée, il eut vite et facilement raison de la constipation opiniâtre. Il mit aussi un terme aux vomissements si invétérés;

5' Comme conseil et guide du médecin, sous sa forme de somnambulisme lucide ou puységurisme.

Malheureusement, Ernest combattit souvent les avis que la malade donnait sur son propre état. Il ne se résigna jamais, comme le docteur dont nous avons cité les lettres, à abdiquer en reconnaissant la supériorité de la nature.

Son éducation et ses préjugés d'école ne lui permettaient pas de comprendre que le sujet endormi, dans sa période de lucidité, n'a rien de commun avec ce même sujet à l'état de veille, et que la nature omnisciente et omnipotente parle alors par sa bouche.

Nous avons dit combien les somnambules sont exposés à se tromper tout en reconnaissant leur perspicacité lorsqu'il s'agit d'eux-mêmes. La réserve du docteur fut peut-être prudente. Je n'oserais rien affirmer. Il crut ne pouvoir pas prendre une décision si contraire aux règles de son art.

L'étrangeté des prescriptions que la malade s'ordonnait parfois le fit sans doute reculer. Je n'osai pas davantage employer le mesmérisme comme unique agent thérapeutique ; je l'eusse certainement fait si j'avais eu un diplôme officiel.

Nous arrivâmes cependant à supprimer la partie matérielle et gênante du traitement ; les crises ne présentaient plus que la forme adoucie du sommeil. L'estomac reprenait ses fonctions, tout se passait normalement dans les intestins.

Restait le déplacement de l'organe, considéré par Ernest comme l'unique cause des divers désordres. A son avis, il ne devait disparaître qu'avec l'hydrothérapie, dans un établissement spécial, les moyens de l'employer à domicile, comme nous le faisions depuis longtemps, lui paraissant tout à fait insuffisants.

Le magnétiseur peut, avec de la persévérance, venir à bout d'états plus graves et beaucoup plus invétérés. Encore faut-il que ce magnétiseur soit médecin pour oser entreprendre une cure de ce genre.

Trop timide peut-être, trop respectueux vis-à-vis des représentants de la sience officielle, si j'eus pareille idée, je dus bien vite l'abandonner.

Nous voici donc sous la haute direction d'un célèbre docteur que j'appellerai Dupré, dans son bel établissement de Couchy-les-Bains. Et ici, commence une nouvelle période.

Le docteur prit exactement connaissance d'une lettre fort détaillée de son confrère Ernest; il m'écouta avec la plus scrupuleuse attention, lorsque je lui décrivis les symptômes de la maladie et ses différentes phases. Je ne lui dissimulai pas l'emploi du magnétisme dans les crises. Ceci ne parut ni l'étonner, ni le scandaliser. Il ne voyait pas d'inconvénient à ce que l'on continuât, le cas échéant, tout en suivant le traitement hydrothérapique.

Sa première ordonnance me plut fort. Ce fut de jeter par la fenêtre toute une petite pharmacie portative comblée d'ingrédients multiples, que, jusqu'alors, on jugeait quotidiennement indispensables.

Il nous avertit aussi que la cure, au moyen exclusif de l'eau, présenterait quelques lenteurs et certaines duretés pour la malade, au début; que, graduellement, la réaction se ferait, et qu'en somme, il y avait une heureuse issue à prévoir.

Bientôt, une crise s'étant déclarée, je fis avertir M. Dupré, qui en suivit les différents actes et sa transformation graduelle en puységurisme.

La malade prédit qu'elle aurait une nouvelle attaque le surlendemain, à quatre heures.

« Quand ces accidents m'arriveront, dit-elle, je vous le dirai toujours d'avance et exactement. Je ne voudrais pas être surprise par elles devant des personnes étrangères. Je puis me trouver au salon, dans le jardin, ou partout ailleurs. Dans ces cas, cherchez un prétexte quelconque pour me faire rentrer dans ma chambre. »

Dans l'après-midi du surlendemain, j'étais au billard, lorsque je me sentis frapper sur l'épaule.

« Venez vite, dit le docteur, vous reprendrez vos carambolages plus tard. »

Et quand nous fûmes seuls :

« N'oubliez jamais que dans des maladies comme celle de madame, la prédiction des crises est exacte, à une minute près. »

En effet, quand nous arrivâmes, la crise débutait. Je la transformai comme j'avais l'habitude de le faire.

Profitant de la circonstance, le médecin posa plusieurs questions à la malade. Celle-ci dit que les draps mouillés, les douches et autres opérations hydrothérapiques ne lui faisaient pas encore grand

bien, mais qu'elle avait confiance ; que la magnétisation lui procurait le plus grand soulagement et
que l'on eût à la continuer.

Il me sembla que M. Dupré était fort au courant
de ce qui a rapport au magnétisme. J'ignorais s'il
l'employait lui-même dans la pratique médicale.

On ne s'expliqua à ce sujet que plus tard. Voici
comment :

Au bout d'un certain temps, G... nous sembla
en assez bonne voie pour que je la quittasse, rappelé que j'étais chez moi.

Le traitement magnétique serait-il indispensable pendant mon absence? A cette question, le
docteur répondit qu'il ne fallait pas d'interruption
dans ces pratiques.

On convint que pour me suppléer, je laisserais
deux fioles d'eau magnétisée, l'une pour le sommeil, l'autre pour le réveil.

La première portait comme étiquette : *Kirsch.*
La seconde : *Eau de mélisse.*

Je ne trouvai pas, au retour, de changement
notable dans la situation, et je m'aperçus au bout
de quelques jours que la malade avait été magnétisée.

J'en fus vivement contrarié. A première vue,
on pourrait penser que l'agent se comportant pour
ainsi dire mécaniquement, la personne du magnétiseur est indifférente et que les résultats sont les

mêmes. Absolument parlant, oui; mais que de modifications dans ce principe!

Le fluide, si fluide il y a, n'émane pas entièrement du magnétiseur. Celui-ci détermine la circonstance de son développement, en dirige l'action. Il en est le canal, mais le canal intelligent.

Si l'on se rappelle combien les dispositions du magnétiseur, tant physiques que morales, ont de retentissement dans l'organisation du magnétisé, on comprendra qu'un changement d'opérateur ne peut être indifférent.

Le nouveau magnétiseur n'a pas les mêmes idées, les mêmes méthodes, surtout pas la même organisation que le précédent. Le traitement commencé par celui-ci peut éprouver des modifications heureuses ou non; en tout cas il y a arrêt, suspension d'effets produits. Au point de vue de sa lucidité, la somnambule désorientée, tiraillée, ne sait plus quelle direction prendre; elle devient beaucoup moins clairvoyante.

Sous ce rapport, on peut dire que pareille substitution fausse l'instrument.

Il y a une considération plus grave. L'action du magnétiseur est (que l'on me pardonne ces néologismes) non-seulement *puységurique,* mais *potétique.* La personne qui la reçoit subit, à son insu, une influence dominatrice ressentie même dans l'état normal. Étant donnée la nature intime des liens qui m'unissaient à G..., je ne pouvais supporter que pareille influence pût être exercée par un étranger, si digne de confiance que fût celui-ci.

Ayant donc sollicité un entretien particulier de M. Dupré, j'abordai franchement la question.

« C'est, dis-je, sous vos yeux, avec votre consentement formel, comme jadis avec celui de votre confrère, que j'ai employé le magnétisme. Pendant mon absence, au lieu de recourir à l'eau que j'avais laissée et dont vous connaissiez la vertu, puisque vous employez vous-même le magnétisme, vous avez agi personnellement. Vous avez, sans doute, plus d'expérience et de savoir-faire que moi. J'ajoute que votre action doit être plus énergique, plus efficace et bienfaisante, je n'en disconviendrai pas non plus, si les résultats le prouvent ; mais, avant tout, vous reconnaîtrez le droit que j'ai de vous reprocher l'emploi que vous faites du magnétisme sans l'autorisation des intéressés, sans même avertir ceux-ci. »

M. Dupré m'écouta avec une extrême bienveillance, reconnut le bien fondé de mes récriminations ; il ajouta :

« Si j'ai agi comme je l'ai fait, c'est le hasard qui m'y a forcé. Pendant quelque temps, votre eau a été administrée aux moments voulus. Un jour, la servante ayant brisé par mégarde une des fioles, madame G... a eu un début de crise si violent, que cette femme est venue me chercher en toute hâte; elle n'avait plus le prétendu *kirsch* que, selon mes ordres, elle donnait par cuillerées. Prévenu moi-même de l'heure de l'accès par la malade, j'avais chargé la servante d'être là et de la faire boire dans les cas exceptionnels où il m'était impossible d'assister au début. J'arrivais toujours pour en surveiller le développement et la terminaison. C'est donc accidentellement que j'ai magnétisé madame G..., et je n'ai pas eu le temps de vous en prévenir.

Vous paraissez m'accuser de ne pas avoir agi franchement à propos de la magnétisation appliquée aux maladies, j'eusse pu le faire quand vous m'avez entretenu à ce sujet, mais je vous ferai remarquer deux choses; d'abord, je n'ai jamais caché que, dans certains cas, j'avais recours au magnétisme. Vous auriez pu le voir d'après les observations consignées dans mes ouvrages, et j'ai mis ceux-ci à votre disposition.

Maintenant, que je n'aime pas à me donner publiquement comme magnétiseur, vous devez le comprendre. Dans un établissement du même genre que le mien, un confrère a donné malheureusement prise à certains bruits scandaleux. Je tiens trop à une réputation d'honorabilité depuis longtemps établie et méritée, pour éveiller des bruits de même nature. La malveillance les ferait naître facilement et avec des apparences fâcheuses, puisque j'ai chaque jour, entre les mains, une quantité de femmelettes nerveuses et impressionnables.

Je vous dis ici, ce que je ne voudrais pas dire à tout le monde : Oui, voilà plus de trente ans que j'exerce le magnétisme et que je l'exerce quotidiennement pour le bien de mes malades. Il y a des préjugés dans le monde, vous le savez, dans le monde médical surtout; je ne me sens pas encore de taille à rompre avec les traditions de la Faculté et à braver l'opinion publique.

— Je vous remercie, monsieur, dis-je alors, de vos explications si nettes; il me reste encore un éclaircissement à demander. Nous parlerons en toute sincérité. Je ne suppose pas que vous soyez sceptique à l'endroit des traitements hydrothérapiques, car vous n'auriez pas créé votre magnifique établissement. Cependant, l'hydrothérapie doit vous sembler insuffisante, puisque vous y joignez le magnétisme. En ce qui nous concerne directement, je ne vois pas, depuis le temps que nous sommes chez vous, une amélioration bien marquée dans l'état de notre malade. Les eaux seraient-elles inefficaces, et le magnétisme seul lui ferait-il du bien? Dans ce cas, la conséquence serait facile à tirer...

— Je comprends, mais n'allons pas si vite. Tout d'abord, je crois à la vertu de mes eaux dont plusieurs cures remarquables affirment l'efficacité. Elles guérissent certaines maladies organiques et les maladies nerveuses. Pour ces dernières, le magnétisme me sert d'adjuvant. Dans notre cas spécial, il y a deux choses bien distinctes, l'accident qui a été le point de départ des désordres nerveux, puis ceux-ci.

Je viendrai à bout du premier par l'action mécanique et tonifiante de l'eau. Les seconds ne peuvent céder qu'aux opérations magnétiques. Ici, je vais à mon tour vous adresser des reproches comme mon âge et ma longue expérience m'y autorisent.

Madame ne serait pas sujette à des accidents nerveux si fréquents et rebelles, si, vous-même, n'aviez pas jadis usé, légèrement, abusé même, du magnétisme sans motif sérieux. Il ne faut pas jouer avec la science, pas plus qu'avec l'art.

Or, c'est de la belle et bonne science que nous faisons, science utile et pratique appliquée au bien-être de l'humanité. »

J'avouai mes torts passés qui, cependant, n'étaient pas tout à fait personnels, et nous convînmes qu'il y avait lieu de poursuivre le double traitement avec persévérance et bon espoir.

Malgré cette explication tout à fait satisfaisante, ma contrariété jointe à certaines préoccupations morales et surtout à un état maladif, occasionna une modification fâcheuse dans l'agent magnétique. Ceci n'étonnera pas si l'on tient compte (malgré l'abbé Faria et M. Yung) de l'énorme influence du magnétiseur. Une sorte de méfiance altérait nos rapports. La somnambule me dit souvent que je ne la soulageais pas comme autrefois.

Quelques personnes, profitant de l'extrême facilité avec laquelle elle tombait en somnambulisme, voulurent exploiter cette situation pour leur curiosité, nouvelle cause de fatigues et de troubles.

Malgré ces mauvaises conditions, l'état s'améliorait, lorsqu'un grave accident survint ; une fluxion de poitrine se déclara à la suite d'un refroidissement ; maladie, convalescence, rechutes, etc., etc., nous n'en ferons pas l'historique. Toujours est-il que si l'on avait à peu près remédié à un mal, il s'en présentait un autre qui amena une série de phénomènes nouveaux ; à travers ces accidents, les crises, n'étant plus hystériques, prirent la forme de syncopes suivies de léthargies plus ou moins longues.

Laissant l'hydrothérapie et Couchy-les-Bains, on refit, sous la direction d'Ernest, de nouvelles tournées chez les princes de Paris.

Les uns nous envoyaient à Alger, les autres à Pise ou dans les Canaries.

Bref, c'est dans une petite ville du Midi que

nous allâmes passer plusieurs hivers, en étant recommandés à un excellent médecin.

Voilà donc trois diplômés de la Faculté qui soignèrent longuement la même personne.

Le premier tolérait le magnétisme ; le second l'employait ; le troisième paraissait en ignorer l'existence.

L'ancienne pleurésie, la fluxion de poitrine plus récente, avaient déterminé des accidents dont la gravité était des plus alarmantes.

Les vomissements de sang se succédaient abondants, suivis de syncopes. Il faut ajouter que les léthargies déjà signalées se présentaient aussi très-fréquentes.

Les médecins reconnaissant que la nature a plus de ressources qu'eux, la laissaient agir, en recommandant un air chaud et bienfaisant.

L'atmosphère devait faire tous les frais de la guérison.

Parfois on désespérait de celle-ci, et de nouvelles pérégrinations étaient conseillées.

Le magnétisme aussi est un agent bienfaisant indiqué et fourni par la nature elle-même.

Pourquoi ne pas l'appliquer pendant cette nouvelle phase ?

Le somnambulisme spontané, la sorte d'avidité magnétique du sujet, développés par le traitement précédent, devaient être des indications précieuses.

Délivré des contrôles, des tiraillements, des conseils intempestifs, je pus enfin agir à ma guise.

Jusqu'alors, M. Dupré et moi n'avions fait que suivre et diriger les crises; je voulus, selon les préceptes des maîtres, les provoquer, les exaspérer afin de les régulariser et les dominer.

L'avis du médecin n'était pas à rechercher. Il n'y comprenait rien. En voici une preuve.

Un soir, en rentrant au logis, je trouvai le docteur Horel fort occupé près de la malade. Notre propriétaire ayant assisté à un évanouissement de celle-ci et ne sachant comment l'en tirer, avait en toute hâte été querir le médecin. Sachant par la malade elle-même, en état somnambulique quelques jours auparavant, que l'accident aurait lieu, je ne m'en étais pas préoccupé, et je revenais en temps voulu.

— Je ne comprends rien, dit le docteur, à la persistance de cette syncope. Avec l'aide de madame (la femme du propriétaire), nous avons délacé la malade et l'avons mise sur son lit. L'eau fraîche, le vinaigre, l'eau de mélisse, les frictions, dont nous essayons depuis vingt minutes, sont inefficaces. Rien n'a pu la faire sortir de son insensibilité. J'ai voulu lui donner à boire...

— Quant à cela, lui dis-je, je défie bien toutes les facultés françaises et même provençales de lui desserrer les dents.

— Enfin, nous avons recouru à l'éther, à l'ammoniaque, à l'assa fœtida...

Il était inutile de le dire ; l'appartement était empesté. Je ne comprends pas que M. Horel ne se rendît pas un compte plus exact de la situation.

Dans cette abolition complète de tous les sens qui caractérise les crises de ce genre, il aurait pu faire subir au sujet n'importe quel supplice sans qu'il bougeât d'un millimètre.

Le contenu des pharmacies de la ville versé sur lui aurait, comme on dit vulgairement, produit l'effet d'un cautère sur une jambe de bois.

L'excellent homme continuait à frictionner avec enthousiasme, à déboucher fioles sur fioles, en disant : Je crois cependant qu'avec mon ammoniaque j'en viendrai à bout.

— Oui, docteur, l'ammoniaque produira un miracle, comme vous allez le voir.

En effet, la malade revint à elle, ou, du moins, parut reprendre ses sens ; elle donna une poignée de main au médecin en lui disant :

— Bonsoir, monsieur Horel ; votre ammoniaque a fait merveille comme les chassepot à Mentana. Et elle se mit à rire. — Vous avez besoin de vous reposer, et moi aussi.

Le médecin se retira enchanté, sans même soupçonner qu'il avait affaire à une somnambule.

Le fait est cependant bien simple. Pendant que

M. Horel, plein de conviction, se livrait à toutes ses manœuvres inutiles, je m'étais, sans gestes apparents, par un acte de volonté, appliqué à transformer la crise léthargique en puységurisme.

Appelée à la connaissance de ce qui se passait et reflétant mes propres sentiments, la malade avait remercié le médecin en le félicitant sur son habileté. Son hilarité était l'écho de ce que je ressentais moi-même intérieurement.

Comme les accès, quelle que soit leur forme, doivent avoir une durée que la nature détermine et qu'elle enseigne aux malades dans l'état somnambulique, il fallut attendre quelque temps, avant de provoquer le réveil complet et le retour à l'état normal. J'en profitai pour jeter par la fenétre toutes les puanteurs dont le médecin nous avait encombrés, et aérer l'appartement, car la malade en aurait été incommodée en retrouvant l'usage de ses sens.

Apparemment, la maladie, suivant son cours, devait avoir une issue fatale. Les médecins avaient prononcé des paroles alarmantes. Souvent, la malade éveillée s'abandonnait à des accès de découragement et de désespoir que partageaient les personnes de son entourage. Je ne trouvai moi-même un refuge contre ces funestes pressentiments que dans l'assurance de la malade, qui en état de crise prédit la guérison finale, et cela sans se démentir jamais.

Après cinq années consécutives d'accidents plus ou moins graves, on put affirmer que tout danger était passé. Depuis lors, quelque susceptibilité du côté de la poitrine, une légère obscurité à l'auscultation, sont les seules traces d'un état qualifié de phthisie. Il nous est impossible de ne pas accorder dans ce résultat longtemps inespéré une large part au traitement magnétique.

Nous résumerons sous forme de tableau ce que nous avons dit dans les pages précédentes.

MAGNÉTISME ANIMAL ou MESMÉRISME

PROVOQUANT L'ÉTAT DIT SOMMEIL MAGNÉTIQUE.	AGISSANT DE FAÇON A INFLUENCER SANS SOMMEIL APPARENT.
Puységurisme.	*Potétisme.*
Insensibilité ou hyperexcitabilité; conservation fréquente de la volonté.	Automatisme, insensibilité possible.
Sommeil.	Abolition de la volonté.
Bâillements, suffocations, lourdeur; léthargie, anesthésie, catalepsie, crises provoquées, perceptions confuses.	Absence de sommeil.
A un état plus avancé :	Crises artificielles.
Clairvoyance, pleine lucidité; panesthésie, téléopsie, prévision, instinct des remèdes.	Perversion complète des sens.
	État semblable à celui que l'on a désigné sous le nom de possession.
	Prolongement de l'influence potétique après les crises.

Certains phénomènes ne peuvent s'expliquer que par la théorie du *spiritisme* qui sera exposée plus loin.

CHAPITRE PREMIER

ANALOGIES ENTRE LE MAGNÉTISME ET LE SPIRITISME.

Du mysticisme j'avais été guéri par l'inoculation du matérialisme. Les tables tournantes me guérirent de cette dernière infirmité. En face d'expériences décisives, je dus me convertir à l'idée d'un monde spirituel. Spiritualiste je redeviens alors, et spiritualiste je demeure avec une inébranlable conviction.

A une certaine époque, faire tourner et parler les tables était devenu une manie, une rage, un délire. Je m'amusai à cet exercice dans différents milieux, avec une curiosité quelque peu gouailleuse. En effet, disait-on, les réponses obtenues au moyen de coups frappés suivant un alphabet conventionnel, émanaient nécessairement d'intelligences étrangères à nous.

Les uns disaient avoir affaire au diable ; d'autres, aux anges, aux saints ; presque tous, à des personnes mortes, ayant vécu sur terre.

Or, ne croyant alors dans la théorie matérialiste dont je m'étais badigeonné, ni à l'âme, ni, par conséquent, à l'autre monde, je ne pouvais que rire des rêveries mystiques à l'ordre du jour.

Toutefois, les faits matériels s'imposaient comme des énigmes. Comment déchiffrer celles-ci ?

Il s'agissait, avant de formuler une opinion, d'interroger les faits avec le sérieux, la sérénité d'un explorateur prudent, naviguant dans des parages inconnus.

Les réunions de nombreuses personnes formant la chaîne autour d'une table, me parurent devoir être considérées comme des amusements plutôt que comme des expériences.

Il s'y trouve toujours quelque mauvais plaisant, qui, faisant mouvoir la table à son gré, veut obtenir les réponses conformes à son idée. Parfois, l'impulsion est le résultat de mouvements inconscients. Le badinage prend trop souvent la place de l'exploration. Les personnes sérieuses sont déroutées, et finalement on n'aboutit qu'aux plus décourageantes incohérences.

Je me suis bien souvent prêté à ce genre de récréation sans en espérer le moindre succès. C'est avec un nombre restreint d'opérateurs que j'ai essayé d'agir. Malgré des tentatives laborieuses et réitérées, il m'a été impossible de provoquer *seul* la moindre manifestation.

L'intervention d'un *medium* produit les effets les plus remarquables. Or, n'est pas médium qui veut. Malgré l'intensité du désir, on demeure impuissant, faute de certaines conditions physiques dont la nature n'est pas toujours appréciable.

Le hasard m'ayant mis en rapports intimes avec certain moine bénédictin qui se trouvait hors de son couvent, je fis en sa compagnie de nombreuses tentatives d'évocation.

Lié avec Eliphas Levi Zahed, auteur de plusieurs traités sur la magie, il était singulièrement préoccupé des questions auxquelles je m'intéressais également.

Au moyen des tables, nous avons eu souvent des colloques assez intéressants et suivis avec l'agent mystérieux qui les fait mouvoir. Dans ces conditions, il me fut dit : Persévère, et tu verras les esprits.

Cette prophétie ne s'est réalisée qu'incomplétement, comme je vais le raconter plus loin.

Quelques années ensuite, plusieurs des personnes dont j'ai eu l'occasion de parler, à propos de magnétisme, mademoiselle Pauline, Gabrielle, un de mes jeunes frères et divers autres, m'ont servi d'intermédiaire.

Sur la demande des *esprits*, je les endormais et leur présentais un crayon, au moyen duquel le dialogue s'établissait avec une grande rapidité.

Bientôt, il devint inutile de les endormir, ou même de magnétiser le crayon. Ils tombaient spontanément dans l'état *potétique*, et devenus des instruments inconscients, ils écrivaient comme si une main étrangère eût guidé la leur.

De ces expériences répétées plusieurs années de suite et avec différentes personnes, j'ai retiré un certain nombre de conséquences que je crois pouvoir formuler en théorie.

Énumérons rapidement celles qui ont cours ; elles ont été exposées dans divers ouvrages.

Les gens religieux croient généralement que des esprits qui se manifestent à nous et se donnent comme étant les âmes de tel ou tel personnage ayant quitté ce monde, ne sont que Satan lui-même, venu pour tenter les hommes et leur nuire de différentes façons. Telle est l'opinion de MM. de Mirville, G. des Mousseaux, celle de l'Italien Caroli, qui va jusqu'à rendre le diable responsable des faits magnétiques les plus simples.

D'autres, au contraire, comme l'inspiré mystique G. de Caudenberg, pensaient que les anges, les saints, la Vierge elle-même, arrivent docilement à notre appel faire un petit bout de conversation avec les mortels désœuvrés et ennuyés.

Beaucoup de spirites admettent la théorie des incarnations successives en vue d'une épuration graduelle, pour arriver au perfectionnement final. Par conséquent, les esprits seront relativement mauvais ou bons, suivant leur degré d'épuration.

Ces opinions si contradictoires en apparence ne s'excluent cependant pas d'une manière absolue, si l'on admet notre manière d'envisager les choses. Nous l'exposerons au chapitre final.

Voilà ce qu'ont dit, avec variantes, preuves à l'appui, longues dissertations en volumes gros et petits, les partisans du surnaturel.

Le clan des naturalistes, auquel j'appartenais alors, expliquait les phénomènes, quand il ne les niait pas, par différens moyens.

Ce n'est, disait-on, que du magnétisme pur et simple.

On négligeait d'ajouter que le magnétisme dans son essence était complétement inconnu.

Des savants ont tout mis sur le compte des hallucinations; il y eut aussi des explications physico-chimiques qui n'expliquaient rien du tout.

D'après M. Maury, l'hallucination et les mouvements inscients suffisent pour nous donner la clef du mystère. On a parlé d'électricité, etc., etc.

Des faits sérieux, bien et dûment observés, rendent inacceptables ces théories et toutes celles qui rejettent le surnaturalisme.

Encore faut-il s'entendre sur ce mot. Je le considère comme inexact, absolument parlant, et ne l'admets que d'une façon relative à nous.

Je veux dire qu'ignorant les ressources et les forces de la nature, dans toute leur étendue, nous considérons comme miraculeux des faits simples, parce qu'ils sont l'application logique de lois dont le texte ne nous est pas encore connu.

De mes expériences j'arrive à conclure :

Que les faits spiritiques sont de même nature que les faits magnétiques. On y retrouve téléopsie prévision, pénétration de la pensée, etc., etc.

C'est à la même cause qu'il faut reporter les uns et les autres. Un agent unique préside à leur éclosion et dirige leur développement.

Dans le spiritisme, il y a un élément nouveau, l'influence d'intelligences et de volontés étrangères à nous, employant le même agent.

Quelques faits choisis au hasard parmi mes souvenirs personnels m'aideront à soutenir cette opinion en la justifiant.

Que l'hallucination hypnagogique soit, comme

le dit Maury, la base de tout magnétisme et de tout spiritisme, nous pouvons en douter.

HALLUCINATION. — TÉLÉOPSIE. — PRÉVISION.

Hier soir, en me couchant, je lisais dans la *Clinique médicale* de Trousseau, deuxième volume, un article sur la rage.

Tout à coup mes yeux se fermèrent pendant qu'ils étaient fixés sur cette phrase : « *Plusieurs d'entre vous se rappellent assurément la pénible scène à laquelle nous avons assisté.* » A l'instant même je me sentis entraîné dans un gouffre noir, et ces mots prononcés d'une voix forte retentirent à mon oreille : « Oh! qu'il est beau ! »

Un frisson rapide m'agita, je sentis une palpitation de cœur, et, en rouvrant les yeux, je tombai sur la suite de la phrase : « *Lorsque ce malheureux essaya de boire devant nous, il voulait le faire, saisissait un gobelet rempli d'eau...* »

M. Maury a parfaitement raison d'insister sur l'extrême rapidité, la quasi-instantanéité des hallucinations précédant le sommeil.

Il faut noter que l'ouvrage dont je parle forme un volume relativement gros et lourd, qu'en raison de ma myopie, je tenais fort près des yeux. Ceci suppose un certain effort, rendu quelque peu douloureux par des affections rhumatismales. Or, après avoir entendu les mots précités, comme je retrouvai immédiatement la continuation de la phrase que je lisais, il faut admettre que, les yeux fermés, le regard avait conservé sa direction, et que le livre ne s'était pas dérangé d'un millimètre. Si l'absence avait duré, fût-ce quelques secondes, il est évident que, cédant à la fatigue, j'eusse laissé retomber le livre, et que ma tête eût pris une position plus commode pour le sommeil.

Voilà une hallucination de l'ouïe bien caractérisée et saisie, pour ainsi dire, au vol.

Celles de la vue se représentent encore plus fréquemment. D'après les théories de l'école anti-spiritualiste, ces hallucinations sont le point de départ du rêve, qui, lui-même, explique le somnambulisme naturel et artificiel, de même que les illusions du spiritisme.

Raisonnant sur ce fait tout récent, je recherche son origine.

Crédule et versé dans le mysticisme, je pourrais croire qu'un esprit moqueur dans la catégorie des *électricités railleuses* de M. de Mirville, a voulu me faire une farce en me cornant à l'oreille un compliment ironique.

Non, il faut que les faits soient autrement caractérisés pour recourir au surnaturalisme et que j'aie épuisé toutes les ressources de l'individualité humaine, avant d'invoquer celles des individualités étrangères. Voilà donc ce que je crois avoir trouvé. Je lis attentivement un chapitre qui traite de la rage. Ce mal terrible est presque toujours inoculé par le chien. De là, par une inconsciente association d'idées, j'ai pensé à quelqu'un de ces magnifiques épagneuls dont la vue provoque cette exclamation involontaire : « Oh! qu'il est beau! »

Ma fille me fournit à l'instant une explication dont je suis beaucoup plus satisfait.

Nous avons un paon qui se tient sur un arbre assez loin de l'habitation, pour se rapprocher de celle-ci à certaines heures, et ramasser des miettes de pain qu'on lui jette dans l'allée. En même temps, on lui parle pour le familiariser, et comme, suivant les idées courantes, le paon est sensible à la flatterie, on dit souvent : Oh! qu'il est beau!

L'avant-veille, un cruel accident était survenu à notre paon, poursuivi par un chien qui arracha la presque totalité de sa queue.

Le pauvre volatile effarouché, et profondément humilié, croit-on, de sa mésaventure, n'osait plus se hasarder dans le voisinage de la maison. Aussi a-t-on redoublé de prévenances et de flatteries pour l'amadouer. On lui a répété à satiété qu'il était beau, afin de le consoler et de le décider à s'approcher. Ces mêmes mots, prononcés à plusieurs reprises dans la journée, se sont gravés dans ma mémoire, sans que j'y prétasse attention ; se reproduisant au début du sommeil, ils ont causé une fausse perception dont le nerf auditif a fait les frais.

Si au lieu de m'éveiller et de continuer ma lecture je me fusse endormi, j'eusse rêvé de paons, de jardin d'acclimatation, et ainsi de suite.

L'explication, je le confesse, tout à fait conforme au système de nos adversaires, me paraît des plus acceptables ; aussi ne les accusons-nous pas d'errer toujours, mais d'être incomplets dans leurs explications.

Voici à ce propos ce que M. Luys dit des rêves en général :

« ...Il va de soi, d'après ce que nous avons précédemment exposé, qu'en réalité, les rêves ne sont autre chose que l'ébranlement persistant de certains groupes de cellules en période d'éréthisme, alors que la plus grande partie de leurs congénères est déjà plongée dans la période du collapsus du sommeil.

« ...Il suffit qu'un certain nombre de cellules continuent à être en vibration, pour devenir des centres d'appel pour d'autres agglomérations de cellules avec lesquelles elles ont eu, soit des affinités plus intimes, soit des moyens anastomotiques plus ou moins faciles... De là, une série de reviviscences, d'impressions passées dont nous ne saisissons pas bien le sens, mais qui ont entre elles des connexions secrètes (mémoire inconsciente). De là, une série d'idées imprévues et désordonnées... Elles se développent en vertu des seules forces automatiques des cellules cérébrales abandonnées à leur initiative propre et affranchies de l'influence directrice des impressions sensorielles (impressions visuelles) qui, dans l'ordre naturel des choses, les tiennent en éveil et règlent leur mode d'activité diurne..... »

« .....*Pour rêver d'une chose, il faut l'avoir vue, l'avoir perçue d'une manière ou de l'autre.* (Voilà une affirmation bien précise; c'est aussi celle de M. Maury, de M. Yung et de beaucoup d'autres. Nous verrons si elle est rigoureusement exacte.)

« ...L'évocation artificielle de la sensibilité pourra amener un choc assez intense, un effet dynamique assez puissant pour provoquer le réveil des cellules cérébrales endormies. Tant il est vrai que ce sont *toujours* les forces automatiques des éléments nerveux qui, *seules,* régentent et gouvernent le monde de nos pensées et de nos sentiments, soit pendant la veille, soit pendant le sommeil ! »

Telle est la conclusion contre laquelle nous croyons devoir nous élever fortement, affirmant qu'elle est fausse.

Cette suppression systématique de l'âme conduit les savants à nier les faits les plus avérés.

Pour en revenir au rêve, d'après M. Maury, il est engendré par l'hallucination hypnagogique qui provient elle-même on ne sait trop d'où; une fatigue de certaines parties du cerveau peut la motiver. Le délire, les dérangements cérébraux ne sont que des rêves persistants.

Or, disent ces messieurs, toute notion, toute impression nous venant du monde extérieur, nous ne rêvons que de choses déjà connues. On nie donc la possibilité de la vue à distance, encore plus celle de la prévision, par nous constatées chez le somnambule. On se fait à ce sujet de singulières illusions, dit M. Maury, et il cite son propre exemple.

Une nuit, il rêva qu'étant à New-York avec un ami, et parcourant les rues, il arrivait à une certaine place remarquable. Plus tard, à l'étalage d'un marchand de gravures, il retrouva la vue de New-York, qui, probablement, l'avait frappé quelque temps auparavant, mais la place était introuvable. Il se rappela enfin que cette notion, d'ailleurs exacte, lui avait été fournie par une gravure représentant Mexico. Ainsi, le souvenir de deux dessins, avec confusion, avait fait les frais du rêve. Un naïf aurait pu se figurer qu'il avait réellement vu en rêve la grande ville des États-Unis.

Des erreurs semblables, ajoute l'auteur, sont commises par les somnambules, et on leur prête à tort une faculté merveilleuse qui n'est que le produit de l'imagination aidée de réminiscences inconscientes.

Or, nous pensons avoir prouvé par plusieurs exemples que les somnambules peuvent voir de loin et juste.

PRÉVISION.

Le fait invoqué par l'auteur m'en rappelle un que je crois pouvoir opposer au sien. Il indique que le rêve, même sans pratiques magnétiques préalables, peut, je ne sais pourquoi ni comment, se compliquer de téléopsie et de prévision.

Comme ce fait m'est personnel, j'en ai conservé un souvenir vif et précis.

En 1846, j'étais au collége de S..., où je m'ennuyais beaucoup, souffrant du froid et éprouvant la nostalgie de l'Italie que je venais de quitter. Je rêvai qu'un bateau à vapeur me transportait en Sicile. Les côtes qui avoisinent Naples et dont la silhouette m'était familière, m'apparaissaient découpées en noir et collées sur papier rouge. Jusque-là rien d'extraordinaire, puisque chez tous les marchands d'estampes j'avais pu voir quotidiennement des éruptions du Vésuve représentées pendant la nuit, et cette même silhouette noire y était fort accentuée. J'avais vu aussi une véritable éruption.

Mais je vis de même les rives de la Calabre et de la Sicile que je ne connaissais pas, le panorama de Messine et les grandes façades de la Marina. Au débarquement, un homme en caleçon, coiffé du bonnet rouge phrygien, prit ma malle, et, à travers plusieurs rues, me conduisit chez mon père.

Deux ans après, j'allai, en effet, à Messine, où mon père résidait. Le rêve s'était effacé de mon souvenir. Il surgit tout à coup à l'arrivée. En face de la citadelle, je me demandai : « Quand donc ai-je vu cela? » La figure du portefaix indigène qui prit mon bagage me frappa comme celle d'une vieille connaissance. J'étais si sûr de mon fait que je devançai cet homme le long du trajet à travers la ville, et que, spontanément, je m'arrêtai au porche du Consulat.

J'avais donc vu et prévu.

Comment expliquer ce rêve avec le système de ces messieurs? Il n'y avait là ni hallucination mensongère, ni souvenir inconscient. Après les plus méticuleuses recherches et la meilleure volonté du monde, voilà tout ce que je puis trouver :

1° Dès mon enfance, je me suis toujours senti je ne sais quelle attraction romanesque vers la Sicile. Les faits qui, dans l'histoire, avaient la Sicile **pour** théâtre, m'attachaient plus particulièrement que les autres.

2° Je dois avoir vu beaucoup de dessins

d'après des paysages ou monuments siciliens dans les ouvrages classiques et autres. Ils représentaient la colonne de Timoléon, l'oreille de Denys, ou des ruines de temples antiques. Je ne me rappelle pas que le panorama de Messine moderne ait jamais pu se graver dans ma mémoire, à l'aide d'images.

3° En 1844, pendant que nous étions à Naples, mon père fit, avec Paul de Musset, une petite excursion en Sicile. Pendant ce temps, mes aspirations siciliennes, entretenues par la lecture de certains récits de A. Dumas (*Corricolo, Speronara*), devinrent plus ardentes.

Au retour, mon père rapporta un album plein de petits croquis joliment dessinés par M. de Musset, et de scènes diverses, dues à Panebianco, un artiste sicilien.

Aucun de ces dessins, du genre humoristique, ne représentait une vue d'ensemble, et le port de Messine n'y figurait certainement pas.

4° Il n'est pas étonnant que, retourné en France, il y eut une tension continue vers l'Italie, et que mes rêves m'y reportassent souvent.

Comme dans le cas cité par M. Maury, j'ai pu insciemment, à l'aide de souvenirs, de dessins examinés jadis, construire des paysages et des vues complètes; mais l'exactitude absolue et minutieuse de ces visions ne s'explique pas par la théorie de

15

l'auteur. La phosphorescence du cerveau de M. Luys ne me fournit ici aucune lumière.

Je savais que tous les gens du peuple vivant sur les côtes méridionales de l'Italie portent des caleçons et des bonnets phrygiens en laine. Cette connaissance était-elle suffisante pour graver d'avance dans mon esprit le portrait de l'homme qui prendrait mon bagage?

Comment me guider à travers les rues, reconnaître la façade de la maison où flottait le drapeau français, si je n'avais pas eu une notion topographique des plus précises, apportée par un songe?

De ce fait dont l'exactitude est absolue, quoique seul je la puisse garantir, je conclus volontiers que, sans action magnétique appréciable, l'homme peut, durant le sommeil, se trouver dans un état comparable à celui du somnambule lucide (qu'il le soit naturellement ou artificiellement), et jouir comme lui des facultés de double vue et de prévision.

Il faut noter que, contrairement à ce qui a lieu généralement en pareil cas, le souvenir de la vision peut se maintenir après le réveil. J'ajoute aussi que ce souvenir chez moi, singulièrement atténué, presque effacé, ne s'est ravivé qu'à la vue des objets qui m'avaient fourni le canevas du rêve.

J'en conclus enfin que l'état particulier du dormeur, en pareil cas, est dû à la force que nous appelons potétique, force développée spontanément, sous l'empire de conditions déterminantes que nous ne pouvons retrouver.

Voici un autre exemple de lucidité et de prévision fourni par ce qu'il est convenu d'appeler le spiritisme.

Étant à la Frette, je faisais souvent tourner des tables avec une certaine dame Pillois, qui m'avait donné des preuves de sensibilité à l'action magnétique, et dont la fille aurait pu devenir somnambule lucide. Comme nous avions bientôt substitué le crayon à l'intermédiaire toujours lent et trompeur de la table, ces dames me servaient de *medium*. Elles écrivaient sans avoir été endormies préalablement ; mais comme il arrive presque toujours en pareil cas, elles tombaient peu à peu dans l'état *potétique*.

Un soir, la mère, qui tenait le crayon, après une demi-heure de séance où l'on avait dit des choses assez insignifiantes, se mit à écrire :

— Fais ton paquet pour aller à S... Le père Joseph X... vient de mourir, et sa femme te réclame.

J'étais le proche parent de cette femme ; pour des raisons particulières, brouillé depuis plusieurs années avec le mari, je pensais ne plus les revoir ni l'un ni l'autre, à moins d'un événement fortuit comme celui qui m'était annoncé. Le médium ne connaissait en rien ma parenté, et moi-même j'ignorais la maladie de M. Joseph, puisque toute correspondance avait cessé entre nous.

Sachant combien les influences par nous nommées *esprits* sont sujettes à tromper et bafouer les interrogateurs, je dis : « Tu nous ennuies avec tes balivernes. Revenons à la question. »

Je ne me rappelle plus de quoi il s'agissait, lorsque le médium, changeant de sujet, avait écrit ce qui précède.

Il écrivit encore : « Ce n'est pas une plaisanterie. Le père Joseph (en parlant de ce parent, je l'appelais familièrement le *père* Joseph) est bel et bien mort. On t'écrit pour te rappeler, d'autant plus que ta grand'mère est aussi très-malade. »

Et au bout de quelques instants, le crayon, après avoir tracé certains traits irréguliers, fantasques, comme pour s'exercer, écrivit rapidement :

« MON CHER R...,

« *Votre parent, M. Joseph X..., vient de mourir..., etc., etc.* »

Suivait la demande pressante, la quasi-injonction de venir sans délai à S....., où ma grand'mère, très-âgée, était fort souffrante , et l'on désirait que je la revisse avant sa mort. Cette lettre, qu'il est inutile de reproduire *in extenso*, était d'une écriture identique avec celle d'une autre parente vivant près de M. Joseph X..., et chargée, disait-elle, par la veuve de celui-ci, de me faire cette communication urgente. La signature était exactement celle de la personne en question.

Tout à fait revenue à elle, madame Pillois constata qu'entre son écriture habituelle et les caractères longs et penchés, selon la forme appelée anglaise, qu'elle venait de tracer sans le vouloir, il n'y avait aucune analogie. Sa fille le constata également, et comme elle parut fort étonnée.

L'incident qui nous sembla une simple plaisanterie, car on nous en faisait souvent, n'aurait eu rien de remarquable si, environ six semaines après la soirée où il se produisit, je n'avais reçu la lettre si bien annoncée. Elle était écrite dans les mêmes termes, avec les mêmes caractères, et portait la même signature que celle dont le médium avait, pour ainsi dire, écrit par anticipation la minute. Comme par curiosité on avait gardé le papier, rien de plus facile que la confrontation.

Que dire de ce fait?

Sans doute, je pouvais prévoir la maladie et la mort d'un homme déjà âgé; cet événement devait avoir sur mon avenir des conséquences assez sérieuses pour que j'y réfléchisse de temps à autre. Mais cela pouvait-il me faire lire une lettre qui devait m'être écrite six semaines plus tard? D'ail-

leurs, comment madame Pillois, instrument inconscient, aurait-elle partagé des préoccupations
qu'elle ignorait?

Dans le même ordre d'idées, je veux citer un nouvel exemple de prévision. Cette fois encore, il s'agit
de spiritisme, mais le jeune homme faisant office
de médium se trouve seul en tête-à-tête avec l'*esprit*.

Je le connais particulièrement, et m'étant livré
quelquefois avec lui à diverses expériences, j'ai pu
constater son extrême aptitude à la détermination
des phénomènes. Ainsi qu'il me l'écrit, il a jugé
prudent de s'abstenir de ces manœuvres; nous ne
pouvons que l'en féliciter, en le regrettant au point
de vue des informations possibles.

MONSIEUR,

*Vous m'avez demandé de vous raconter, à propos
de tables tournantes, un fait dont je vous avais déjà
parlé. Je m'empresse de répondre à votre désir, en
vous certifiant la parfaite exactitude de ce fait, dont
vous tirerez des déductions, si bon vous semble.*

*J'avais depuis longtemps entendu parler du ma-
gnétisme et du spiritisme par des sceptiques et des
croyants; mais je n'avais assisté à aucune expérience, quand, me trouvant, il y a environ quatre
ans, dans une réunion où l'on agitait la question*

spiritique, on apporta une table pour la faire tourner et parler.

Vous savez aussi bien que moi combien les plaisanteries et le ridicule se mêlent au sérieux dans ce genre d'étude ou de passe-temps, selon les avis.

Bref, après une soirée prolongée, amusante et même saisissante par moments, je m'en allai, loin d'être convaincu, mais désireux de recommencer une nouvelle expérience.

Le lendemain, j'étais seul dans une pièce où se trouvait la table qui avait servi la veille. Je ne sais quelle idée me poussa à poser les mains dessus, car je ne pensais nullement que seul je pusse amener un résultat.

Aussi, jugez de ma stupéfaction, mêlée d'une émotion assez vive, voisine de la crainte, quand je vis un des pieds de la table se soulever pour répondre aux questions : « Qui es-tu ? que veux-tu ? » etc., etc.

Ceci se produisit deux ou trois minutes après que j'eus posé les mains.

Peu à peu, les réponses devinrent moins nettes, la table se souleva plus lentement et bientôt demeura immobile.

« Comment faire, demandai-je, pour mieux communiquer ? »

Alors elle répondit : « Monte dans ta chambre, prends un crayon, et tu pourras écrire. »

L'être qui semblait animer la table se disait une

de mes arrière-grand'tantes, que je n'ai jamais connue et dont je n'avais jamais entendu parler.

Je passe sur tous ces détails, et je ne raconte pas
notre dialogue, qui n'offre aucune particularité
intéressante. Je fus très-surpris de me trouver en
conversation suivie avec un être ou une chose tout à
fait en dehors de moi.

Aux premières impressions dont je vous ai parlé,
étonnement, crainte, énervement, avait succédé le
désir de pousser plus loin, pour ne m'arrêter qu'après
avoir tout essayé pour en savoir davantage.

Je montai donc dans ma chambre pour prendre
un crayon que je tins sur une feuille de papier
blanc; après quelques minutes d'attente, je sentis
ma main qui traçait de longs bâtons, comme un éco-
lier inhabile, puis des lettres, des mots sans aucun
sens, enfin des phrases complètes exprimant la satisfaction de voir que j'avais obéi. Les caractères
étaient gros et fort mal tracés, montant et descen-
dant dans tous les sens du papier. Quelquefois la
phrase restant en suspens, je devais écrire avec plus
de rapidité et d'un mouvement saccadé un mot ordu-
rier, ou bien je traçais un dessin obscène, comme
ceux que l'on voit le long des murs et dans certains
petits monuments d'utilité publique avant que la police
y passe son éponge.

Ennuyé, je demandai, à plusieurs reprises, qu'un
nouvel esprit se manifestât.

Alors ma main se transporta d'elle-même sur une autre feuille de papier, et se mit à écrire d'une façon parfaitement claire, d'une écriture féminine et réduite à de petites proportions :

« Je suis Marie, l'amie de ta sœur, et je vais mourir en couches dans un mois. (Ici la date.) J'aurai un petit garçon qui vivra seulement huit jours après moi. J'irai dans le purgatoire, parce que mon mari (une polissonnerie)... On m'enterrera un lundi. Priez pour moi, pensez à moi.   MARIE. »

Cette fois, j'étais satisfait. On m'annonçait un événement futur dont je n'avais qu'à attendre la réalisation, pour être sûr que je n'étais pas le jouet de mon imagination.

L'écriture, je la reconnaissais bien pour celle de la personne qui avait signé; je n'aurais pu l'imiter aussi bien et aussi vite, car ce billet avait été tracé très-rapidement.

Le premier cri de ma sœur, en voyant ce mot que je m'empressai de lui porter, fut : « Tiens! voilà l'écriture de Marie. Qu'est-ce que cela veut dire? » Après l'avoir lu, elle le rejeta, sans me cacher qu'elle était vivement impressionnée.

Les événements annoncés arrivèrent exactement. Marie mourut le mois suivant, après avoir donné naissance à un petit garçon qui ne lui survécut que huit jours, et elle fut enterrée au jour indiqué.

Est-ce le hasard seul qui m'a dirigé? est-ce une

jonglerie de ma part? Je pouvais, il est vrai, prévoir cette mort, car je savais que l'amie de ma femme était enceinte, et que l'on redoute toujours une première naissance; mais prévoir le sexe de l'enfant, sa survivance pendant un nombre de jours précis, l'époque de l'enterrement, contrefaire l'écriture d'une personne dont je n'avais vu que quelques lettres depuis assez longtemps, tout cela me semble impossible.

Je ne puis d'ailleurs suspecter ma propre bonne foi, puisque seul je ne cherchais pas à me tromper moi-même, encore moins à tromper les autres.

Comme je le dis en commençant, à vous de tirer de ma lettre ce que vous pourrez. Je ne discute pas, je raconte, et raconte avec autant de sincérité que j'agis.

Vous connaissez ma sœur, interrogez-la. Ce sera le moyen de contrôler ma véracité et d'enlever aux incrédules la ressource du principe : Testis unus, testis nullus. Un dernier mot :

Comment se fait-il que, n'ayant jamais été employé comme médium, ni magnétisé, n'ayant jamais pris un crayon ni fait tourner une table, j'aie pu obtenir tout de suite un résultat qui m'a beaucoup frappé?

Je ne me l'explique pas encore, et vous saurais le plus grand gré si vous pouviez me le dire.

Depuis, je me suis fort peu occupé de renouveler ces expériences. J'ai eu peur de me laisser dominer, *et j'ai voulu éviter certain vague dans l'esprit, avec un énervement assez prononcé, qui ont toujours suivi les expériences de ce genre.*

Quand il m'est arrivé d'écrire sous une impulsion étrangère, j'ai senti que ma main marchait indépendamment de moi. Je prévoyais cependant quelquefois ce qui allait être dit; mais la phrase n'était jamais celle que je concevais dans mon esprit avant de l'écrire, et ceci même pour les choses les plus simples.

Il m'est d'ailleurs très-difficile d'analyser toutes ces sensations un peu confuses, comme celles que l'on éprouve dans une somnolente ivresse.

Je termine en vous priant, etc.

H. D.

PÉNÉTRATION DE LA PENSÉE.

Ces différents exemples me semblent concluants.

L'analogie avec le magnétisme découle du double fait de téléopsie et de prévision, signalé comme criterium dans la partie magnétique.

Un troisième, celui de la *pénétration de la pensée,* se présente également. Il faut ici le considérer plutôt comme un argument défavorable à notre thèse qu'une preuve en sa faveur.

Nos adversaires s'en emparent et en tirent d'ingénieuses explications.

C'est par un effet involontaire de la pensée agissant sur les nerfs, puis sur les muscles (selon MM. Maury, Chevreul, de Gasparin, etc., etc.), que les tables sont mises en mouvement et tournent de gauche à droite, ou inversement. Il faut au moins admettre, dans le cas où les expérimentateurs sont nombreux, qu'ils sont animés du désir de la rotation dans un sens déterminé, le même pour tous.

Cette condition, déjà, à moins d'entente préalable, est difficile à remplir.

« En poursuivant l'analyse du phénomène, on voit que le prétendu esprit de la table répond à l'expérimentateur ce que celui-ci a dans l'idée. Ce soi-disant meuble prophétique réfléchit vos pensées, vos craintes, vos espérances.

« Il est donc évident que ceux qui font parler les tables se renvoient leurs propres pensées. Il y a là un mouvement réflexe, non par la moelle, mais par la table. » (Maury.)

Cette prolongation du pouvoir nerveux sur des objets inanimés nous semble plus merveilleuse que nos fluides !

« Le même système, disent les auteurs précités, s'applique aux *médiums*. Les muscles directement et involontairement exécutent les mouvements que, dans les expériences précédentes, on transmet à un meuble. Le *médium* a, comme l'homme en rêve, une idée inconsciente, et c'est cette idée qui guide sa plume ou son crayon. Elle commande des mouvements qui ont l'air d'être involontaires, parce qu'ils sont, en quelque sorte, instinctifs. » (Maury.)

Encore une fois, c'est ingénieux, spécieux, séduisant même, et longtemps je me suis payé de raisons semblables.

Nous dirons toutefois : 1° Les esprits interrogés, tant au moyen de tables que de médiums, s'ils abondent dans le sens de l'interrogateur, cherchent souvent aussi à le contrarier et, obstinément, s'enfoncent dans un ordre d'idées d'où l'on essaye en vain de les faire sortir.

2° L'explication physico-physiologique citée plus haut n'est pas soutenable, car des faits tout *matériels* démontrent la parfaite indépendance d'êtres qui se soustraient à notre influence, et agissent en dehors et loin de nous.

3° La pénétration de la pensée est une faculté que possède le médium, de même que le somnambule.

Mais cette faculté librement exercée par l'esprit qui guide le médium ne doit pas nous illusionner en nous faisant rapporter à nous-mêmes ce qui est en dehors de nous.

Le jeune homme dont nous venons de transcrire la lettre indique fort bien ses impressions, en affirmant que sa main marche indépendamment de sa volonté, et que, pressenties parfois, les phrases qu'il va écrire ne le sont cependant pas dans la forme conçue par son esprit.

L'influence étrangère ici nous semble indéniable.

Je lui dois une observation assez intéressante pour être consignée.

Parfois, je me suis servi de lui comme médium, mais il n'a jamais subi l'action magnétique ; aussi assiste-t-il lui-même en conservant la conscience de ses actes, aux conversations qui s'engagent entre moi et l'esprit qui lui dicte ses réponses. Il est vrai que, bientôt, une torpeur somnolente s'empare de lui, et qu'il conserve un souvenir vague et lointain des choses par lui-même écrites.

Il m'est arrivé d'apprendre certains faits que lui et moi ignorions. S'agissait-il d'histoire, par exemple, nous avons pu, après coup, contrôler la vérité du fait ou de la date énoncés.

Il fallait bien reconnaître l'intervention d'un être étranger, à moins de supposer un souvenir engourdi et brusquement réveillé au moyen de la phosphorescence cérébrale de M. Luys.

Certain soir, évoquant, je ne sais pourquoi, les impressions si douces et si lointaines de

la jeunesse et les premières sensations amou-
reuses, je pensais obstinément à Bettina X...,
aimée d'une façon aussi folle que fugitive, pendant mon séjour en Sicile. Ce souvenir remonte à plus de douze ans avant la naissance du
médium, qui, dans l'état normal, a pu m'entendre
parler de Bettina, mais n'a jamais vu aucun portrait d'elle, car je n'en ai jamais possédé aucun.

— Je vais te la dessiner, écrivit-il. Et le crayon
traça aussitôt, avec quelques hésitations et à plusieurs reprises, un profil dont il fallut bien reconnaître l'exactitude.

Il y avait certainement pénétration de la pensée,
pénétration comparable à celle de la somnambule
dont j'ai parlé au chapitre II, observation VII;
mais cette faculté ne pouvait être inhérente au médium *non magnétisé*. Entre lui et moi aucun contact.

L'explication de plusieurs savants, mentionnée
plus haut, ne peut donc s'appliquer en rien à ce
cas, et il faut bien reconnaître que si quelqu'un a
vu dans ma pensée l'image de Bettina, ce ne peut
être qu'une intelligence étrangère à nous, une intelligence appelée par nous *esprit*.

La simulation des écritures rapportée dans la
lettre du jeune médium est très-fréquente, de
même que le goût du dessin.

Madame Gabrielle, mon frère Jean et autres
médiums ont donné de fréquents spécimens de si-

gnatures et des fragments d'écriture de personnes à eux inconnues.

Madame G., en prenant le crayon, tombait presque instantanément dans le sommeil magnétique.

Jean résistait plus longtemps et s'amusait des drôleries que lui faisait écrire ou dessiner l'esprit.

La première, sous l'impulsion d'un mien cousin, mort depuis plusieurs années, écrivit certaines recommandations pour notre tante commune, celle dont j'ai eu l'occasion de parler plusieurs fois.

Gabrielle n'avait jamais vu ce cousin, non plus que son écriture, et celle-ci m'était à peu près inconnue, car je n'avais pas été en correspondance avec lui.

Ma tante, stupéfaite, crut d'abord que nous avions retrouvé par hasard un papier venant du cousin, tant l'imitation des caractères était précise.

Ici encore la théorie précitée trouve un démenti formel.

Sauf de rares exceptions, il ne nous a pas semblé que l'intelligence des esprits par nous évoqués fût supérieure à la moyenne humaine. Nous serions plutôt amenés à croire le contraire.

Ils se donnaient tous les noms que l'on voulait. Invoquait-on Charlemagne ou Jules César, ceux-ci arrivaient tout de suite, et bientôt leur grossière ignorance démentait de si hautes prétentions.

Cependant, ayant appelé des personnes que j'avais connues en vie, celles-ci, ou l'esprit qui se donnait pour elles, m'ont remémoré certains détails qu'elles seules et moi pouvions savoir.

Pendant plusieurs années consécutives, nous fûmes littéralement obsédés par un mauvais plaisant qui s'intitulait l'*artiste* et avait des prétentions picturales. A peine cessait-il d'écrire avec le crayon tenu par mon frère, qu'il commençait à dessiner des paysages, des figures grotesques, des caricatures de personnes de notre connaissance, et surtout des dessins de la plus révoltante obscénité. Je ne puis certainement pas accepter, malgré MM. Chevreul, Maury et autres, que toutes ces turlupinades fussent le reflet de nos propres pensées.

Il faut dire que mon frère dessinait assez facilement, et qu'avec Gabrielle, l'artiste réussissait moins bien; elle a moins l'habitude du crayon.

S'il se trouvait trahi par le médium, l'artiste cassait le crayon, déchirait le papier, puis, le dommage réparé, écrivait les plus grossières injures à l'endroit de mon *maudit instrument* qui l'empêchait de faire valoir son talent artistique.

Avec ce polisson, je n'ai jamais pu obtenir une réponse sérieuse sur les graves et mystérieuses questions que nous voulions élucider. Toujours il se dérobait et s'excusait en avouant qu'il était un esprit d'une catégorie infime, très-léger de caractère, et que mes recherches sur l'autre monde l'ennuyaient.

Lui demandait-on, par exemple, s'il était l'esprit d'un homme ayant vécu ici-bas et s'il était heureux ou malheureux, il commençait une phrase sérieuse, puis s'interrompait pour faire un mauvais calembour ou citer une vieille plaisanterie déjà oubliée par nous.

Il semblait jouer le rôle attribué aux bouffons chez les grands seigneurs d'autrefois.

On pourra, sans doute, penser que mon frère, consciemment ou inconsciemment, se déteignait lui-même sur le papier, et que, *médium*, il ne faisait que reproduire ce qui, à l'état normal, lui venait dans la fantaisie.

Non, car je l'ai dit, nous voulions l'un et l'autre faire une étude sérieuse des phénomènes spiritiques et pénétrer les mystères du monde occulte.

Riant d'abord des facéties de notre artiste, et bientôt impatientés, nous lui intimions l'ordre de partir et d'envoyer à sa place un esprit supérieur. Mon frère n'aurait eu ni le talent, ni la constance de jouer un rôle fatigant, ni même dans ses souvenirs il n'avait un répertoire de polissonneries assez riche pour en fournir ainsi à jet continu.

Je suis convaincu que le prétendu artiste était bel et bien un être indépendant de nous.

Nous nous promenions un jour sur les hauteurs boisées qui dominent Como, au-dessus de la porte de Milan. Sur la rive opposée, la longue façade de la villa Raimondi se mirait dans le lac.

— Si l'artiste était avec nous, dis-je alors, il te forcerait de faire un croquis.

— Il y est, répondit mon frère. Je le sens dans ma main.

En effet, son bras se mouvait machinalement, et sa main traçait de grands traits dans le vide.

— Il réclame un crayon et du papier, mais nous n'en avons pas sur nous.

Il me vint alors à l'esprit la fantaisie d'étendre indéfiniment le pouvoir que *l'artiste* avait sur un membre ; ne pouvait-il s'emparer des autres organes ?

Ayant formulé intérieurement ce désir, je touchai légèrement le front, les bras, les jambes, la poitrine de mon frère, et m'adressant à *l'esprit*, je lui dis d'une façon impérieuse : — Parle-moi.

Il se fit tout à coup chez mon frère une transfiguration. Les traits devinrent rigides ; son corps tordu prit une position invraisemblable, pendant que son regard devenait terne et vague.

D'une voix caverneuse, dont le timbre m'était inconnu, il commença :

— Je suis un des grands esprits de votre terre venu pour enseigner la vérité... Puis, sur un ton badin :

— As tu vu le bonnet du père Balducci?

M. Balducci, chez lequel nous logions, était un estimable vieillard, invariablement coiffé d'un bonnet grec aux arabesques d'or ridicules, fanées de la façon la plus piteuse.

Cette transfiguration m'étonna, et j'avoue que j'en fus alarmé.

Je priai l'*artiste* de déguerpir au plus vite et de laisser mon frère tranquille. Celui-ci n'avait pas eu conscience du phénomène, et il n'en conserva aucun souvenir.

Pareil fait, très-connu de ceux qui pratiquent le spiritisme, est pour moi une preuve indéniable de l'existence d'individualités étrangères à l'homme terrestre.

On voit l'analogie qui existe entre cet état du médium dû à l'influence spiritique et l'état provoqué par ce que nous nommons l'agent *potétique*.

C'est en raison de faits semblables que beaucoup de personnes pieuses ne veulent reconnaître comme cause des phénomènes que l'intervention diabolique qu'ils nomment possession.

Nous avons douté de la faculté merveilleuse attribuée aux somnambules de connaître toutes les langues.

Les esprits, qui se manifestent au moyen de tables ou de médiums, la possèdent-ils?

Mes recherches à ce sujet ne sont pas concluantes, car elles m'ont fourni des résultats contradictoires.

L'*artiste* écrivait assez correctement en anglais quand mon frère tenait le crayon; mon frère ayant passé plusieurs années en Angleterre, connaît bien la langue du pays.

L'*artiste* était aussi très-intelligible en italien, mais commettait de grosses fautes d'orthographe qu'il attribuait au médium, auquel, en pareil cas, il n'épargnait pas les injures.

Prié d'écrire quelques mots turcs, il traça des caractères fantastiques qui n'avaient aucune signification.

D'autre part, étant avec l'oncle dont j'ai parlé dans la première partie, nous interrogions une table animée par un esprit qui se disait allemand ; nous demandâmes à celui-ci de nous parler dans sa langue.

Les lettres indiquées par le pied de la table formaient un assemblage inintelligible pour nous.

Une de nos parentes, Westphalienne, à laquelle on demanda la signification de ce grimoire, répondit :

— Cela signifie en bon allemand :

« Je suis le résidu d'une poussière formée par les vers, et je souffre dans mon âme. »

Avec le jeune H. D... tenant le crayon, j'interrogeais l'esprit, qui prétendait être celui de Masaniello.

Il répondait à mes questions d'une manière très-sensée, et dans un style élevé, discourant sur l'essence des esprits, lorsque je lui parlai en dialecte napolitain.

Le crayon, entraînant la main du médium, décrivit une série de cercles très-rapides.

Je demandai le motif de ce brusque mouvement.

— Je danse pour témoigner ma joie en entendant la langue de mon pays.

— Mais pourquoi ne pas répondre dans cette même langue?

— Parce que d'abord notre patois s'est un peu modifié depuis que j'ai quitté la terre, puis parce que ton médium, ignorant ce que nous disons, n'obéirait pas bien à mon impulsion.

Nous connaissons et pouvons employer tous les langages, mais notre nature fluidique est contrariée par celle des médiums que vous employez dans vos entretiens avec nous. Mes idées actuelles n'ont pas plus la forme napolitaine que française ou toute autre.

Afin de me rendre intelligible, je subis le français, influencé que je suis par le fluide même du médium, ses organes se refusant à tracer des caractères dont le sens lui échappe.

Il développa cette pensée d'une façon assez claire.

Je parlais devant quelques personnes des phénomènes spiritiques et racontais certains faits récents, lorsqu'un des auditeurs, un Allemand qui se trouvait en visite chez nous, me dit sans précautions oratoires :

— *Che grois que fus èdes ein plaqueur !*

Obéissant au premier mouvement, je lui eusse répondu quelque grossièreté dans le genre de : F..... tête carrée ! ou : Andouille à la choucroute ! Tels étaient les mots qui me venaient sur la langue; je les modifiai en disant :

— Voici l'heure de notre dîner. Restez avec nous; il n'y a ici que ma femme, mon frère et de jeunes enfants que nous renverrons après le repas. Nous essayerons de faire marcher et parler une table. Comme vous serez acteur vous-même, vous pourrez contrôler nos faits et gestes.

Ce qui fut dit fut fait. L'Allemand fit tourner avec nous la table et constata que ses réponses n'étaient pas l'effet du hasard. Elles pouvaient résulter soit d'une tricherie de notre part, soit des mouvements inscients et concordants dont parle la théorie Maury, Chevreul, etc., etc.

Pour détruire cette objection, je dis à notre contradicteur :

Interrogez en allemand. Aucun de nous n'en

sachant un mot, si vous obtenez des réponses, vous ne pourrez pas mettre celles-ci sur le compte du compérage, car si nous faisions frapper le pied de la table, ce serait toujours au hasard.

L'Allemand fut enfin satisfait, convaincu et émerveillé, car, paraît-il, la table lui répondit dans sa langue tout ce qu'il voulait.

— Et maintenant, dis-je, après la séance, ne racontez pas trop haut ce que vous avez fait; vous pourriez rencontrer de par le monde certains malotrus qui vous traiteraient de *blagueur*.

CHAPITRE II

La série des faits vraiment merveilleux relatés par M. Home et attestés par une foule de spectateurs, ne doit laisser aucun doute dans l'esprit des témoins.

On pourrait les considérer comme des inventions ou des jongleries charlatanesques, s'ils n'étaient contrôlés par des hommes de science, comme le célèbre Crookes, l'inventeur de la matière radiante et l'auteur des *Recherches sur le spiritualisme*.

A l'aide d'appareils spéciaux construits avec la précision exigée par les physiciens et les chimistes dans leurs expériences, il a démontré la réalité des phénomènes, en a mesuré l'intensité et prouvé qu'ils échappent aux lois ordinaires qui régissent la matière.

Fidèle à mon système, je parlerai uniquement des phénomènes que j'ai vus. Si faibles qu'ils puissent relativement paraître, je ne puis m'empêcher de les considérer comme convaincants. Ils m'ont, malgré mes doutes, mes répugnances et mes révoltes, imposé la croyance au monde surnaturel.

Gabrielle tenant le crayon et tombée dans le sommeil, écrivait sous la pression d'un esprit qui se disait Thomas de Marle, féroce tyran de la maison de Coucy. Il nous donnait, avec une sorte de satisfaction, des détails circonstanciés sur ses méfaits, lorsqu'il s'interrompit pour écrire :

— Ton médium me plaît, j'ai envie de l'embrasser.

Cette proposition de la part d'un pur esprit, c'est-à-dire, comme je le croyais, dégagé de toute matière, par conséquent de tout besoin et de tout désir physiques, me parut singulière. Je l'attribuai à une de ces mauvaises plaisanteries dont nos visiteurs étaient prodigues.

— Embrasse-la si tu peux, lui dis-je en riant, tant j'étais sûr de l'impossibilité d'une action matérielle.

Gabrielle se recula vivement avec un geste d'horreur et de crainte.

— J'ai senti sur ma bouche, dit-elle, quelque chose de froid et de visqueux qui m'a dégoûtée.

Sommé de s'expliquer sur ce fait, l'esprit écrivit :

— Les âmes de ma catégorie que vous appelez

de mauvais esprits restent vicieuses, et leur plus grand supplice est de ne pouvoir assouvir les passions qui les tourmentent comme pendant leur existence. A l'aide du fluide qui nous donne un semblant de corps, nous essayons de produire des effets matériels; nous réussissons dans certains cas, et jusqu'à un certain point; par exemple, nous pouvons agir sur les personnes plongées dans le sommeil somnambulique.

— Ne pourrais-tu me faire ressentir une impression physique, me donner une poignée de main ou même un coup de bâton?

— Tu ne sentirais rien, car la matérialité de tes organes forme comme un écran entre toi et moi.

A différentes reprises, étant plusieurs avec les mains sur une table, nous avons demandé que pour notre propre conviction, certains craquements du meuble et des coups très-faibles qui semblaient surgir sous nos doigts, se répétassent plus accentués dans une autre partie de l'appartement.

Ce souhait fut souvent exaucé, mais d'une façon très-inconstante et toujours au bout d'un temps plus ou moins long.

— Vous éprouvez donc beaucoup de peine, demandai-je, pour faire ce qui nous paraît un si petit effort? Ceci me fait douter de votre puissance.

Il me fut encore répondu :

— N'accusez que vous-mêmes, car c'est votre propre fluide que nous empruntons, au moins momentanément, et en partie, pour obtenir les résultats demandés.

— Vous n'avez donc pas un corps proprement dit, dont la vue nous échapperait à cause de la ténuité de ses éléments constitutifs, mais un corps agissant comme s'il avait des nerfs et des muscles? Quand tu frappes sur la boiserie, est-ce comme nous, à l'aide de tes doigts?

— Nous avons un corps fluidique composé de matière très-subtile qui se forme et se déforme à notre volonté. Nous créons ainsi, aux dépens de l'atmosphère ambiante et de vos fluides, tel ou tel organe dont nous avons besoin. Mais ce corps n'est pas circonscrit, limité comme le vôtre, et nous agissons sur la matière de la même façon que l'électricité, dont vous usez pour transmettre votre pensée aussi bien que pour produire des effets matériels.

Je cherchai, dans plusieurs circonstances, à approfondir cette question.

Nous étions un soir chez les parents de mademoiselle Pauline, qui, excellente somnambule, servait aussi de médium, et cela sans qu'elle tombât jamais en somnambulisme.

Nous avions, au moyen de la table, obtenu plusieurs manifestations, lorsque ma tante se leva brusquement, et dit :

— Je vais me coucher. Toutes vos diableries m'agacent et me font peur. Vous jouez avec l'esprit de ténèbres et de mensonge. Vous péchez gravement.

Elle parlait ainsi, sous l'empire de scrupules que des prêtres, ou fanatiques, ou timorés, ou peut-être mieux inspirés que nous, lui inspiraient.

En effet, bien que la question ne fût pas religieusement décidée dans un sens ou dans l'autre, beaucoup de gens sérieux et sensés attribuaient exclusivement à l'influence démoniaque tout phénomène que la science n'explique pas.

Bien qu'appartenant à une autre forme du christianisme, mademoiselle Pauline et les membres de sa famille étaient fort pieux et n'auraient jamais commis une infraction à la loi religieuse. Mais avant de trancher la question relative à la nature des esprits, il fallait l'étudier. C'est là ce que nous faisions.

Ma tante s'étant retirée tout à coup avec les apparences de la mauvaise humeur, je dis à l'esprit de la table :

— Puisque madame X... ne nous laisse pas le temps de lui souhaiter le bonsoir, va le faire de notre part quand elle sera couchée.

La maison est tout proche de celle où nous nous trouvions.

Je ne pensais plus au petit incident de la soirée, lorsque le lendemain ma tante me dit :

— Hier soir, j'ai entendu, au chevet de mon lit, en me couchant, un tapage épouvantable qui a duré longtemps. J'ai fini par penser que vous me l'aviez envoyé; j'ai fait ma prière en disant à votre diable de me laisser tranquille et de rester avec vous autres, si vous tenez à sa société.

En face de ce fait et de beaucoup d'autres identiques, je demande si l'action réflexe de M. Maury supporte l'examen du physiologiste.

La discussion sur le caractère infernal des esprits se représenta souvent et prit peu à peu le ton de l'acrimonie.

Ma tante, confirmée et entretenue dans ses idées par la lecture de quelques ouvrages, comme ceux de MM. de Mirville et des Mousseaux, prétendait nous imposer ses croyances comme des dogmes incontestables.

« Mais à M. de Mirville, disions-nous, nous avons d'autres autorités à opposer. Ses livres, où il a accumulé de patientes recherches, où il a consigné des observations du plus haut intérêt, ne disent cependant pas le dernier mot. Il s'y trouve des textes interprétés de la façon la plus fantaisiste, des puérilités risibles accusant l'ignorance de l'auteur, comme les crânes de géants portant leur nom inscrit, comme les kromlechs attribués au diable, et ainsi de suite. Des faits incontestables qu'il cite, il tire arbitrairement des conséquences saugrenues. Pourquoi le prendre comme guide avant de connaître les conclusions d'auteurs au moins aussi sérieux que lui?

Mais l'esprit de ma tante était comme un cheval qui va devant lui, sans voir quoi que ce soit à droite ou à gauche, car ses œillères l'en empéchent. Toute argumentation était de la logique gaspillée sans profit.

Pauline et sa mère n'acceptaient nullement la théorie exclusivement diabolique.

— En tout cas, dis-je encore, les diables, si diables il y a, sont bien maladroits. Ils nous préchent la divinité du Christ et la vie éternelle. C'est à eux que je dois ma conversion à ces croyances que j'avais abandonnées.

— Prends garde, c'est un piége. On te fait reculer pour mieux sauter.

A cette époque, vaincu par l'évidence, je devais bien admettre l'intervention d'intelligences étrangères à nous; mais je cherchais encore une explication scientifique qui réduirait le tout à des phénomènes naturels et peu connus.

Tout en causant, nous faisions parler une table; l'esprit prenait part à notre conversation. Il nous dit alors :

— Il y a certainement des esprits mauvais, généralement plus légers que méchants. Je ne suis pas de ceux-là; c'est pour remplir une mission divine que je m'entretiens avec les hommes.

Le lendemain, mademoiselle Pauline nous annonça qu'elle avait reçu une réponse satisfaisante.

Attachée au culte protestant, et Anglaise d'origine, elle lisait assidûment la Bible dans une édition anglaise.

Voici ce qu'elle nous raconta :

— Hier soir, je m'endormais en pensant à tout ce que nous venions de dire, et le sommeil allait arriver, lorsque j'entendis du bruit sur ma table. On dérangeait et feuilletait mes livres. M'étant levée, je vis distinctement les pages de ma Bible qui se remuaient, comme si une main les eût ouvertes et qu'une personne invisible eût cherché attentivement un passage.

Ce petit mouvement cessa, et dans le livre resté ouvert je trouvai le feuillet replié au-dessus de ce verset :

. . . .

Every spirit that confesseth that Jesus Christ is come in the flesh is of God. (JOHN, *First epistle,* ch. IV, v. 2.)

A l'appui de son assertion, elle nous montra le livre avec la corne indicatrice.

— Je ne puis douter, ajouta Pauline, qu'un bon esprit ait voulu dissiper nos doutes en indiquant ces paroles de l'Apôtre.

Confessant que Jésus-Christ est venu en chair, il ne peut, d'après saint Jean, qu'être un bon esprit. J'ai désormais une grande confiance et j'éprouve un grand apaisement.

On insinua bien que Pauline aurait pu s'amuser à nos dépens, supposition que les affirmations réitérées de Pauline et sa parfaite loyauté rendent insoutenable.

On prétendit encore que, sujette au somnambulisme, elle aurait elle-même feuilleté son livre et marqué le passage indiqué. L'hypothèse du sommeil excluait tout souvenir. Or, les siens étaient d'une précision absolue.

Il faut encore noter qu'elle n'entrait jamais en somnambulisme spontané. La faculté du sommeil ne s'était déclarée qu'à la suite de mes magnétisations.

— Donne-nous de ton pouvoir une preuve sensible, irrécusable, de nature à convaincre les plus incrédules, demanda Pauline en faisant, avec moi et quelques autres personnes, tourner et parler une table.

— Quelle preuve voulez-vous? nous fut-il répondu.

Il était alors dix heures et demie.

— Que toutes les pendules, horloges, montres de la maison s'arrêtent à onze heures.

Ce commandement fut exécuté, si bien que, le lendemain matin, il y eut, faute d'indications horaires, une grande perturbation dans le service de la maison. Effarés, les domestiques se plaignirent des horlogers.

La mère de Pauline voulait avoir une explication physique du phénomène.

— Comment arrêtez-vous des rouages d'horlogerie, puisque vous n'avez pas de mains comme les nôtres ?

Elle reçut cette réponse, qui ne lui parut pas intelligible :

— C'est par le magnétisme spirituel ou divin.

On accusa, comme toujours, mademoiselle Pauline d'être l'auteur de cette petite facétie.

Comme nous étions encore avec elle à onze heures, dans le salon, et que la pendule de la cheminée s'arrêta devant nous, spontanément, à l'heure dite, pareille accusation était inadmissible.

Nous avions lu et entendu raconter que les esprits donnaient de leur présence des preuves encore plus sensibles ; que, dans certains cas, et en réunissant les conditions voulues, les esprits se rendaient visibles et palpables ; qu'enfin les organes matériels des sens pouvaient être affectés par eux.

A ce sujet, il s'engagea encore une discussion. Madame ***, ma cousine, mère de Pauline, et ma tante, madame ***, déclaraient la chose impossible ; car, disaient-elles, les purs esprits n'ayant pas de corps, ne peuvent apparaître d'une façon sensible pour nous.

— On peut toujours essayer, reprit Pauline, qui transmit la demande à l'esprit de la table.

Il était deux heures de l'après-midi ; un beau soleil d'automne éclairait largement la pièce.

— Fermez portes, fenêtres et volets, nous fut-il ordonné.

— Faut-il ôter nos mains de la table ?

— La chose est indifférente.

Toutes les ouvertures étant aveuglées, la chambre se trouva plongée dans une obscurité presque complète. Malgré nos efforts pour clore hermétiquement les issues, il se trouvait toujours sous les portes et aux jointures des volets de minces bandes qui lançaient des prolongements lumineux à travers l'opacité des ténèbres.

Nous étions six personnes debout dans le salon, à quelque distance les unes des autres : madame ***, ma tante, Pauline, une jeune personne de ses amies, une petite fille de dix ans et moi.

Il y eut un profond silence. Au bout de quelques instants, nous entendîmes dans la muraille, du côté de la porte, des coups d'abord faibles et lointains, comme ceux que nous obtenions dans les meubles; puis ils parurent se rapprocher et partir de tous les côtés à la fois. Ils devinrent si rapides, si intenses, que la maison, comme attaquée à coups de bélier, semblait trembler sur ses fondations.

La petite fille jeta un cri; ma tante et madame*** ouvrirent brusquement la porte et les fenêtres. Le tapage cessa.

Ma tante faisait bonne contenance, quoique toute pâle. Madame*** était aussi fort émue. Il faut avouer que nous l'étions tous plus ou moins.

Voici le résumé de nos diverses dépositions :

Ma tante, madame*** et la jeune personne n'avaient rien vu, mais l'ouragan des bruits sans cesse rapprochés et croissants les épouvantait. Pauline avait vu distinctement, dit-elle, une sorte de forme blanche qui, partant de la porte, parut glisser le long de la pièce et y séjourner quelques instants en flottant au-dessus de terre.

La petite fille avait eu la même vision et senti vaguement la pression d'une main. C'est à ce moment qu'elle poussa un cri d'étonnement plus que de frayeur.

Quant à moi, je me tenais devant Pauline, c'est-à-dire vis-à-vis des fenêtres donnant sur le jardin, et j'avais en face de moi les traînées de lumière filtrant à travers les fissures des volets. A un moment, je vis ces rayons lumineux s'atténuer, comme si un corps plus ou moins opaque les traversait, et je distinguai une sorte de brouillard grisâtre comparable à celui qui s'accroche aux herbes des prairies au moment où le soleil va paraître.

On se remit à la table.

— Je suis venu, dit l'esprit.

— Pourquoi n'avons-nous rien vu? demandèrent ces dames.

— Pas assez d'obscurité, pas assez de fluide.

Ces expériences, étant de nature à impressionner trop vivement quelques-uns d'entre nous, ne furent pas renouvelées.

Plusieurs tentatives faites avec d'autres personnes n'amenèrent, du moins pour moi, aucun résultat.

Cette fois, nous étions en famille, et avions affaire au sempiternel bavard qui s'appelait l'*artiste*. C'est au moyen du crayon tenu par Gabrielle, qu'il nous ennuyait de ses mauvaises plaisanteries.

— Tu as raison, dis-je, de nous répéter que tu es un esprit d'une nature inférieure; dans l'ordre moral, cette infériorité résulte clairement de ton ignorance et de ta grossièreté. Mais je te crois, matériellement, aussi impuissant; tu ne saurais même pas te manifester par un phénomène sensible.

Ainsi mis au défi, l'*artiste* annonça que, dans la nuit même, nous aurions de ses nouvelles.

En effet, un grand bruit nous réveilla vers trois heures du matin; je constatai qu'un tableau avait été décroché. C'était le portrait d'un ancêtre fixé au mur du palier. Le cadre, assez lourd, était maintenu par un piton, sur un clou à crochet enfoncé dans le mur. Il avait fallu, pour faire sortir le piton, une pression de bas en haut, produit d'un effort très-appréciable.

Je donnerai un dernier exemple de ces manifestations physiques, car je les accumulerais indéfiniment, et ceux-ci me paraissent suffisants pour démontrer que les *mouvements réflexes*, les *idées inscientes*, et autres savantes théories, ne sont pas recevables dans l'espèce, et qu'il faut une bonne fois reconnaître l'existence d'êtres intelligents, indépendants de nous, êtres que nous appelons des esprits.

Un ecclésiastique que nous avions beaucoup vu et qui était mort depuis plusieurs années, vint causer avec nous, au moyen de la table.

Comme preuve de son identité, il nous rappela certains détails connus de nous seuls.

— Je voudrais revoir madame Gabrielle, dit-il, car je l'aimais beaucoup.

— Et moi? demandai-je.

— Je te déteste, parce que tu t'es moqué de moi dans... (ici le titre d'une petite nouvelle où, en effet, j'avais imaginé un personnage ridicule dans lequel il s'était reconnu).

— Tu voudrais me nuire? Et le pardon des injures que tu préchais si bien, qu'en fais-tu? Il est donc vrai que ta rancune de prêtre soit inusable?

— Tais-toi, je te déteste, répétait-il.

— Voilà, mon cher abbé, des propos bien mal édifiants pour tes anciens paroissiens! Je croyais qu'en arrivant dans l'autre monde, on jugeait de plus haut les petites misères de celui-ci... — A mes discours il répondait des injures et des grossièretés en donnant des signes de colère.

Il faut dire que la colère spiritique, lorsque l'on prend la table comme moyen de rapports, se traduit par des coups violents; le meuble se dresse, se cabre au point de basculer et cherche à frapper du pied la personne qui déplaît à l'esprit moteur. Ces mouvements, qui paraissent empruntés au cheval, ont même quelque chose de grotesque, quand on ne se laisse pas impressionner par eux.

L'abbé ***, ou le malicieux esprit qui prenait son nom, persista dans sa double idée d'interrompre mon sermon et de faire une visite à Gabrielle.

Elle fut fixée à deux heures du matin.

Parfaitement éveillé, je lisais dans mon lit,

lorsque j'entendis distinctement la porte de la chambre de Gabrielle s'ouvrir doucement. Il faut dire que nos chambres donnaient sur le même palier et que j'avais laissé ma porte ouverte.

Plus loin, mais toujours sur le même palier, se trouve la chambre occupée par ma fille aînée, qui n'avait pas davantage fermé sa porte.

Gabrielle avait dans sa chambre notre dernier enfant alors âgé de six ans.

Ce fut lui qui demanda : — Maman, pourquoi vous levez-vous? Qu'est-ce que vous cherchez?

Ma fille aînée nous dit, le lendemain, que ne se rappelant plus la visite de l'esprit, d'ailleurs croyant peu qu'elle se réaliserait, elle était dans le demi-sommeil, quand le bruit de la porte ouverte l'avait éveillée complétement. Elle aussi crut que sa mère se levait à la suite de quelque indisposition.

Enfin, Gabrielle elle-même nous raconta le fait suivant :

— Je sommeillais lorsque j'ai entendu ma porte s'ouvrir et se refermer avec beaucoup de précaution. J'ai entendu aussi des pas très-légers et un bruit comme celui d'un frôlement contre mes rideaux. C'est à ce moment que le petit a demandé pourquoi je me levais. Je n'ai rien vu, puis la porte s'est refermée aussi doucement qu'elle s'était ouverte.

Voilà donc quatre témoignages affirmatifs sur la présence d'un personnage étranger à nous, présence révélée par le bruit d'une porte ouverte et refermée et par celui de pas sur un parquet. De ces quatre témoignages, le plus précieux est celui du jeune enfant ignorant nos pratiques d'évocation et réveillé par un bruit anormal.

On peut se demander encore comment un pur esprit a besoin pour pénétrer quelque part, d'ouvrir les portes, et même comment, dépourvu d'organes, il peut le faire.

Cette question et toutes les autres trouvent leur solution dans l'hypothèse finale que nous allons exposer.

CHAPITRE III

HYPOTHÈSES ET ÉCLAIRCISSEMENTS.

La tendance actuelle de la science est matérialiste. On a étudié l'organisme animal dans les profondeurs de l'infiniment petit, vu la cellule se mul-
tipliant pour produire les formes les plus compliquées, et en dernière analyse on a trouvé le pro-
toplasma comme base et producteur de toute vie.

Ne voyant rien au delà, car cet au delà échappe
aux instruments de l'investigateur, on a pu dire :

— Il n'y a dans l'univers qu'oxygène, hydrogène, carbone et azote. Ce que vous appelez âme
est un produit matériel, sorte de raffinement quin-
tessencié de l'appareil nerveux. Ce sont des cellules
diversement ébranlées dans votre cerveau, qui en-
gendrent vos pensées. L'homme est un automate
se mouvant au gré de son organisme. Vous croyez
aux opérations de l'âme, tandis que l'âme n'existe
pas, et ce que vous désignez ainsi n'est qu'un mécanisme dirigé par des forces physico-chimiques.

Pareille théorie serait admissible si elle donnait

l'explication de tous les faits. Il en est, comme nous l'avons constaté, qui échappent aux explications de la science actuelle. Ainsi, la vue à distance et la prévision ne sauraient être justifiées par l'étude des organes des sens. Pour esquiver la difficulté, on a ou nié pareils faits, ou atténué leurs caractères, afin de les plier à des interprétations physiques aussi ingénieuses qu'elles sont insoutenables.

Mieux avisés, la plupart des philosophes acceptent l'idée d'une âme.

On s'est demandé quelle action celle-ci peut avoir sur le corps, et quelle est la nature des liens qui unissent l'un à l'autre.

De là les hypothèses de l'influx physique d'Euler, des causes occasionnelles de Malebranche, des harmonies préétablies de Leibnitz, enfin du médiateur plastique de Cudworth; mais le premier système recule la difficulté sans la résoudre, le second détruit liberté et responsabilité chez l'homme, le troisième et le dernier sont à peu près incompréhensibles.

Il en est un cinquième, et c'est le nôtre, qui nous paraît fort simple; il a l'avantage d'expliquer de la façon la plus satisfaisante tous les faits qui paraissent miraculeux aux simples, inacceptables pour les savants.

Ce système consiste à concevoir entre l'âme et

le corps organique, un lien qui serait un second corps subtil, fluidique servant, pour ainsi dire, d'enveloppe à l'âme, et que toute une école moderne a accepté sous le nom de *périsprit*. Ce dernier est, à proprement parler, l'intermédiaire semi-matériel, semi-spirituel, entre corps et âme.

Ce système, sur lequel nous ne donnons pas de détails, rend compte de beaucoup de phénomènes ; tous ceux que nous avons consignés en parlant de magnétisme et de spiritisme reçoivent leur explication.

L'homme aurait une triple nature animique, fluidique et corporelle.

L'idée de la vie ainsi envisagée se dilate et prend des proportions considérables.

L'existence terrestre n'est qu'une parenthèse dans la vie absolue et éternelle de l'humanité.

De là, aussi, une triple existence pour l'homme ; celle de l'âme complétement dégagée de tout lien matériel ; c'est ainsi que nous concevons les anges et Dieu lui-même ; celle des esprits non incarnés encore, ou désincarnés après une vie terrestre ; enfin celle des âmes revêtues de leur double enveloppe fluidique et corporelle.

Ce *périsprit* étant le trait d'union entre corps et âme, et la mort étant le résultat de leur séparation, il faut considérer le périsprit comme le vrai principe vital.

Ces idées qui, à première vue, semblent une innovation hardie, introduite depuis quelques années, ont cependant pour elles une tradition parfois inconsciente, aussi universelle qu'elle est antique.

Pareille croyance devait être, au moins implicitement, celle du moyen âge chrétien. Elle se trouve indiquée de la façon la plus positive par Dante dans le trente-troisième chant de l'*Enfer*.

L'âme est torturée, moralement, pendant que le corps subit les supplices variés qu'invente l'imagination fertile du poëte. Cependant, le corps supplicié ne peut être le corps terrestre, puisque celui-ci repose en terre. C'est bien, quoiqu'on ne le spécifie pas, de notre corps fluidique qu'il doit être question. La corporéité toute matérielle des visiteurs, Dante et Virgile, se trahit par la poussière qu'ils soulèvent sur leur passage. Les damnés déchirés en lambeaux, plongés dans le feu ou dans des étangs glacés, revêtus de chapes de plomb et ainsi de suite, n'éprouveraient, purs esprits, aucune des souffrances qui ont exclusivement prise sur des organes matériels. Au corps fluidique on prête donc la faculté d'éprouver des sensations ; ceci suppose un système nerveux comme celui qui détermine jouissance et souffrance chez les êtres vivants.

La théorie dantesque s'accentue lorsqu'il parle de Frate Alberigo de Faenza et de Branca d'Oria

17.

de Gênes. Ces deux criminels, coupables d'homicide avec trahison, se trouvent immergés dans la glace. Le premier supplie Dante de briser la croûte gelée que les larmes ont formée devant ses paupières. Toutefois, ils sont encore vivants. Alberigo explique qu'à la suite d'un crime comme le sien, l'âme brusquement arrachée va subir d'une manière anticipée sa peine éternelle, pendant que le corps matériel continue à vivre sur terre.

> Sappi che tosto che l'anima trade
> Come fec'io, il corpo suo l'è tolto
> Da un dimonio che poscia il governa...

Il est de toute évidence qu'abandonné à lui-même, le corps terrestre doit tomber en décomposition. Pour obvier à la difficulté, un esprit ou *démon* s'en empare et se réincarne, prolongeant ainsi cette vie factice. Le corps du damné continue à vivre sur terre, animé par un diable...

> Là dove bolle la tenace pece
> Non era giunto ancora Michel Zanche
> Che questi lasciò'l diavolo in sua vece
> Nel corpo suo......

L'âme du damné plonge dans le Cocyte, pendant que son corps semble encore vivant là-haut.

> Trovai di voi un tal che per sua opra
> In anima in Cocito gia si bagna
> Et in corpo par vivo ancor di sopra[1].

[1] DANTE, *Inferno,* canto XXXIII.

Or, cette âme immatérielle serait insensible aux tourments de l'enfer si elle n'était revêtue du corps fluidique.

La croyance au triple principe, âme, corps et lien fluidique, réunissant l'une à l'autre, se trouve ainsi nettement établie par le passage cité.

Faut-il l'attribuer à une simple débauche d'imagination du poëte? Faut-il croire que, par cette fiction audacieuse, celui-ci voulait flétrir d'illustres coupables encore vivants quand il écrivait, pour leur creuser un enfer anticipé?

Mais la fiction n'eût pas été comprise; la flagellation vengeresse du poëte n'eût provoqué que le ridicule pour lui-même, si pareille fiction ne reposait pas sur des idées généralement admises par les théologiens et les lettrés de son époque.

Si nous remontons un peu plus haut dans le passé, nous aurons à citer Julien l'Apostat, qui, dans plusieurs de ses discours, et principalement celui intitulé : *Sur le roi Soleil (à Salluste)*, affirme la même théorie de la façon la plus précise.

Si nous voulions faire de l'érudition, nous la montrerions dans les mythologies orientales de l'Égypte, de l'Inde, de la Chine, et produisant, par sa dégénérescence, des superstitions bizarres dont le contre-coup retentit encore dans nos campagnes européennes.

A vous, Simon, qui acceptez la dédicace de ce

petit essai, je n'ai rien à dire sur les Chinois modernes; c'est de vous que je tiens le peu que je connais de leurs belles conceptions religieuses et morales, produisant une civilisation que, sur bien des points, nous devrions envier.

La solidarité humaine est pour eux le principe essentiel, la base de toute religion et de toute morale; elle ne s'arrête pas à la mort. Celle-ci n'est qu'un accident qui ne rompt en rien l'union existant entre les êtres; elle est un simple changement de forme. L'âme dégagée de son corps cherche immédiatement à rentrer dans un autre corps pour y continuer son destin et faire partie de nouveau de cette humanité vivante, laborieuse, de ce tout harmonieux qui doit arriver à la félicité par la pratique constante de la vertu. Ils ne conçoivent pas, me dites-vous, d'autre monde que le nôtre; celui-ci devient le paradis pour eux, à cause de la transformation et de l'épuration graduelle de leur âme qui, à son tour, transforme tout autour d'elle pour faire de la terre, un monde d'élus.

Conception grandiose, sans doute, mais insuffisante, car les élans de notre imagination nous transportent hors du visible et nous font concevoir, pressentir les éternelles immensités de l'au delà! Pareilles aspirations naîtraient-elles en nous si rien ne justifiait nos rêves?

Telles sont les bases fondamentales de la haute

philosophie chinoise, celle que professent les lettrés.

Le peuple, moins éclairé, mais peut-être plus clairvoyant, se livre à des superstitions blâmées par les sages du pays. Ces superstitions indiquent précisément la croyance à notre triple principe.

Pour les Chinois vulgaires et même dans le Céleste Empire, ceux-là forment la majorité, l'âme, après la séparation, reste à l'état errant, habite un monde où l'on peut, soit souffrir, soit éprouver des jouissances, monde qui est le reflet du nôtre et avec lequel nous pouvons entrer en relation. De cette idée générale je ne veux comme exemple que certaines pratiques jugées ridicules par ceux qui n'en comprennent pas l'idée inspiratrice.

Le soin avec lequel les tombeaux sont dérobés par le choix de l'orientation aux influences extérieures défavorables, se comprend par la croyance suivante.

L'esprit du parent mort se trouvant dans de mauvaises conditions au milieu des autres esprits, pourrait manifester son mécontentement aux parents encore vivants, qui ont négligé les précautions indispensables.

Brûler du papier doré, c'est envoyer des sommes d'argent à l'esprit bien-aimé, pour que celui-ci continue à faire bonne figure dans son nouveau milieu.

Les meubles et maisons, également en papier,

qui sont brûlés aux funérailles ont la même signification.

Selon les Chinois, les formes ne se perdant pas,
ils brûlent les objets matériels dont la forme va
rejoindre les autres formes.

On a des rapports plus directs encore avec les
esprits des défunts.

Ceux-ci sont évoqués au moyen d'incantations
adressées à certains génies, en particulier à ceux
des Pléiades ou d'autres constellations. La famille
se réunit avec le plus grand recueillement, dans
une salle où le festin a été préparé, en réservant la
meilleure place et les mets les plus savoureux à
l'esprit attendu. C'est à l'aide d'une femme spécialement adonnée à ces pratiques et faisant office de
médium, que l'entretien avec le mort a lieu. Elle
parle ou écrit en employant un rameau de pêcher
cueilli et préparé selon certains rites prescrits
(d'après Dennys, Yates, etc., etc.). Tout ceci, nous
le demandons, n'implique-t-il pas l'idée de l'âme
engagée dans certains liens semi-matériels? Pareille conception, bien que repoussée par l'élite des
penseurs chinois, n'en est pas moins celle des
masses.

On peut se demander quelle est la nature du
lien que l'on appelle périsprit, de cette substance
qui agit si puissamment sur l'organisme. Puisque
dans certains cas, il affecte nos sens au point de

devenir visible et tangible, il faut bien admettre qu'il y a en lui quelque chose de matériel.

Dès lors, même au point de vue restreint des sciences physico-chimiques, la recherche de sa nature ne saurait être anti ou extrascientifique.

Nous n'avons à ce sujet, que des données incomplètes. Cependant, nous pouvons dire qu'il y a analogie entre lui et électricité, chaleur et lumière, que sa substance fluidique peut plus ou moins se condenser et prendre parfois une consistance considérable et d'une certaine durée.

Ce fait est mis hors de doute par le récit de Crookes relatif à l'esprit de Katie King. Voici un vaste domaine ouvert aux explorations des savants. Déjà l'existence de la matière radiante admise, celle-ci nous dévoile de nouveaux horizons.

Un rêveur du dix-septième siècle avait entrevu la possibilité de certaines propriétés de la matière, propriétés inconnues, mais que l'avenir nous révélera, et obéissant à des lois dont la formule n'est pas trouvée.

Dans la lune, le complaisant démon dit à Cyrano de Bergerac :

« Vous vous imaginez, vous autres, que tout ce que vous ne sauriez comprendre est spirituel. Il y a trop peu de rapports entre vos sens et l'explication de ces mystères. Il y a dans la nature un million de choses qui pour vous être connues, demanderaient un million d'organes différents. Moi, par exemple, je connais par mes *propres sens* la sympathie de l'aimant, etc., etc., etc... Tout de même, si je voulais vous expliquer ce que j'aperçois par les sens qui vous manquent, vous vous le représenteriez comme une chose qui peut être vue, ouïe, touchée, flairée, savourée, et ce n'est rien pourtant de tout cela... »

Les esprits eux-mêmes, dans leurs communications, parlent d'électricité pour nous faire comprendre la nature des forces par eux employées, afin de produire une action sur la matière.

Les somnambules voient toujours des traînées lumineuses et éprouvent une sensation de chaleur. Chez eux, que le somnambulisme soit naturel ou provoqué par l'action magnétique, le phénomène est simple, pourvu que l'on accepte la théorie du triple principe.

Le corps, momentanément engourdi, laisse dégager son périsprit, et celui-ci jouissant des facultés inhérentes à notre nature spirituelle, celle que nous devons reconquérir après la mort voit à travers le temps et l'espace.

Ce dégagement toutefois est incomplet, car si tout lien était brisé, la mort en résulterait infailliblement. *La propriété vitale n'est donc pas inhérente à la matière protoplasmique constituant l'organisme, mais à l'esprit qui anime cette matière;*

l'insensibilité des somnambules en état de catalepsie en est la preuve évidente.

Les phénomènes du spiritisme se compliquent
par l'intervention d'esprits dégagés de leurs corps
et qui se mettent en rapport avec nos propres
esprits encore incarnés.

Le corps du médium, en pareil cas, n'est plus
que l'objet matériel qui sert aux manifestations,
comme une table ou tout autre meuble.

On peut dire, à la lettre, qu'il est momentanément *possédé*.

Ce mécanisme est exposé de la façon la plus
claire dans les révélations de Home.

La voix me dit : « Ne craignez rien, Daniel, je
suis près de vous ; la vision que vous allez avoir est
celle de la mort, mais vous ne mourrez pas. Votre
esprit retournera dans votre corps, etc. ».   .   .

. . . .

« Je fus à cet instant ramené à l'idée de la
lumière par la vue de mon système nerveux qui
m'apparut un composé de scintillements électriques sans nombre, lesquels, çà et là, prenaient la
forme de courants et lançaient leurs rayonnements
par tout le corps, d'une façon merveilleuse ; ce
n'était encore là néanmoins qu'une lumière électrique sans calorique, et externe. Graduellement
je m'aperçus que les extrémités étaient moins
lumineuses et que les membranes plus fines qui

enveloppaient le cerveau lui donnaient une apparence de feu; je vis dès lors que la pensée et l'action de ce corps n'avaient plus de relation possible avec le monde matériel, mais qu'elles avaient passé dans le corps *d'un esprit* semblable, en tous points, au corps que je savais avoir été mien et que je voyais maintenant étendu devant moi sans mouvement dans le lit.

« Le seul lien joignant les deux formes semblait être une lumière argentée qui procédait du cerveau, etc., etc. »

La saisissante histoire du presbytère de Cideville relatée par M. de Mirville démontre matériellement l'existence du périsprit et celle du lien qui l'unit au corps. Le berger Thorel, soupçonné de maléfice, se trouve à plusieurs kilomètres de la maison où se produisent les plus graves désordres. Un coup de pistolet est tiré dans la direction des bruits. Le lendemain, Thorel se montre avec des traces de grains de plomb au visage. Ceci ne prouve-t-il pas la matérialité, au moins relative, du périsprit et le pouvoir de répercussion sur le corps organique?

Dès lors, les discussions relatives à l'essence bonne ou mauvaise des esprits nous semblent oiseuses. Avons-nous affaire à des anges ou à des démons, à des saints ou à des damnés?

Tout le monde peut avoir raison, puisque les

esprits sont de différentes natures. Esprits nous-mêmes, mais esprits incarnés, nous offrons tous les anneaux de la chaîne moralement bariolée qui relie le monstre au saint homme et, intellectuellement, le Boschiman à l'académicien.

En résumé, l'âme commande directement au périsprit, et celui-ci au corps par l'intermédiaire du système nerveux ; mais malgré les affirmations de la science, nous disons que le système nerveux n'est pas le *producteur* des phénomènes. Il n'est qu'un instrument passif subordonné *à l'esprit*.

Nous ne voulons pas ici parler des mœurs et coutumes des esprits, non plus que de leurs relations avec nous, au point de vue moral.

Ces questions sont traitées dans des ouvrages spéciaux. Nous nous bornons à constater matériellement l'existence, des esprits et à démontrer qu'entre eux et nous il n'y a pas de différence de nature, et que leur rôle auprès de nous est de nous démontrer la spiritualité de cette nature momentanément voilée par nos organes. De là découlent des conséquences dont tous les faits magnético-spiritiques sont l'application.

Nous ajouterons un dernier mot.

La théorie spiritique jette une grande lumière sur certains dogmes religieux réputés absurdes par la science, qui ne saurait franchir les limites du tangible et du visible dans le domaine matériel.

L'idée du purgatoire, repoussée par différentes sectes religieuses, nous semble éminemment rationnelle et nous paraît confirmée par les esprits eux-mêmes qui disent souffrir, et souffrir *matériellement,* ce qui est incompatible avec la conception du pur esprit. Nous devons donc penser que la dématérialisation graduelle est la condition de l'esprit travaillant à s'épurer par la souffrance, pour arriver à l'état de *pur esprit,* c'est-à-dire celui de la félicité complète ou paradisiaque.

Il y a encore un dogme incompréhensible proposé à la foi, qui trouve ici son application, celui de la *résurrection de la chair.* On ne peut supposer qu'il s'agisse du corps matériel, car comment retrouver les cellules qui l'ont constitué et qui ont servi dans l'éternel mouvement de décomposition et de reconstitution des êtres dans le monde organique, à une série de combinaisons fugitives? Il faut entendre par là le corps fluidique du périsprit, auquel s'applique merveilleusement l'épithète de corps *glorieux.*

A vous aussi, Simon, je dois une observation ingénieuse que je tiens à consigner. Elle prouverait la visibilité et conséquemment l'existence indéniable du périsprit dans lequel réside la vraie force vitale.

— Remarquez, avez-vous dit, quelle sécheresse de contours, quelle netteté de lignes dans le visage humain sur les représentations en marbre, plâtre ou cire. Elles se retrouvent sur le cadavre. Au contraire, le visage de l'homme vivant semble, sur ses contours, estompé d'une façon vaporeuse; une sorte de buée, parfois susceptible de s'imprégner de lumière, paraît voltiger autour de la face humaine. Nous trouverions là une attestation irrécusable en faveur du périsprit, une atmosphère nerveuse qui révélerait sa présence. Cette impression visuelle est sensible en comparant le visage à son reflet dans une glace.

Nous livrons cette observation aux chercheurs.

RÉCAPITULATION

1° Unité de nature chez les esprits, incarnés ou non ;

2° Trois principes : âme, corps et lien unissant l'une à l'autre, nommé *périsprit;*

3° Éternité de la vie spirituelle;

4° L'existence terrestre n'est qu'un incident de cette vie;

5° Les propriétés inhérentes à l'esprit expliquent tous les phénomènes magnético-spiritiques ;

6° Ces phénomènes n'ont, dès lors, rien de surnaturel; ils sont dus au pouvoir humain, résidant dans la nature *d'esprit* qui est celle de tous les hommes. Désincarné, l'esprit use de ses facultés. Incarné, il ne le peut que momentanément, exceptionnellement, ou avec l'aide de ses semblables dégagés du corps matériel.

Ainsi, nous dirons que le mesmérisme, sous sa

forme puységurique, est dû à l'esprit de l'opérateur dégageant celui du somnambule;

Que, sous forme potétique, il laisse le sujet abandonné aux influences spiritiques étrangères;

Qu'enfin, les relations entre vivants et morts sont régies par les rapports qu'esprits incarnés et désincarnés ont entre eux par l'influence du périsprit sur le système nerveux.

FIN.

TABLE DES MATIÈRES

Chapitre III.

Chapitre IV.

—

TROISIÈME PARTIE
EXPÉRIENCES SUR LE MAGNÉTISME EN DEHORS DU SOMNAMBULISME LUCIDE.

Chapitre premier.

Chapitre II.

—

QUATRIÈME PARTIE
EXPÉRIENCES PHILANTHROPIQUES.

Chapitre premier.

Chapitre II.

CINQUIÈME PARTIE
QUELQUES MOTS SUR LE SPIRITISME.

FIN DE LA TABLE DES MATIÈRES.

PARIS. TYPOGRAPHIE E. PLON, NOURRIT ET Cie, RUE GARANCIÈRE, 8.